LA ARTROSIS
Y SU SOLUCIÓN

ANA MARÍA LAJUSTICIA BERGASA

LA ARTROSIS
Y SU SOLUCIÓN

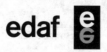

MADRID - MÉXICO - BUENOS AIRES - SANTIAGO
2019

© 2003. Ana María Lajusticia.
© 2011. De esta edición, Editorial EDAF, S.L.U.

Diseño de colección: Marta Villarín
Diseño de cubierta: Marta Villarín

Editorial EDAF, S. L. U.
Jorge Juan, 68. 28009 Madrid
http://www.edaf.net
edaf@edaf.net

Algaba Ediciones, S.A. de C.V.
Calle, 21, Poniente 3323, Colonia Belisario Domínguez
Puebla, 72180, México. Tfno.: 52 22 22 11 13 87
jaime.breton@edaf.com.mx

Edaf del Plata, S. A.
Chile, 2222
1227 - Buenos Aires, Argentina
edaf4@speedy.com.ar

Edaf Chile, S.A.
Coyancura, 2270, oficina 914, Providencia
Santiago - Chile
comercialedafchile@edafchile.cl

15.ª reimpresión, junio 2019

Depósito legal: M-40.608-2011
ISBN: 978-84-414-2783-9

PRINTED IN SPAIN   IMPRESO EN ESPAÑA

Impreso por Cofas

Índice

Al lector

Los que me han seguido a través de anteriores libros, verán que muchas de las cosas que explico en este ya estaban dichas, algunas explícita y otras implícitamente; pero diariamente recibo correspondencia, y el noventa por ciento de las preguntas que se me hacen son en relación con la artrosis. Contestar con extensión las cartas que recibo es imposible, y por ello me he decidido a explicar en este libro qué es la artrosis y lo que sé en relación con este problema.

Verán, insisto mucho en algunos aspectos; son las cosas que más extrañan a la gente, que está acostumbrada a oír que «el cartílago gastado no se regenera jamás». Afortunadamente, la realidad y la bioquímica nos enseñan que esto no es cierto.

Introducción

Soy una persona que durante muchos años he padecido dolores de cabeza, de brazos y codos, de cintura, lumbago y ciática; con el andar del tiempo, también empecé a sentir problemas en las caderas, en las rodillas y en las plantas de los pies.

El diagnóstico que siempre me hacían era espondiloartrosis generalizada y osteoporosis (descalcificación). Me dijeron, cuando ya estaba muy mal, que probara a operarme, fijando la región lumbar con un injerto de hueso de mi pierna, para ver si así mejoraban los mareos y vértigos que me producían el desgaste y la forma que había tomado la región cervical. Esto me lo propusieron tres médicos distintos; y no podría decir exactamente por qué los razonamientos de alguno de los que querían llevarme al quirófano no me resultaron lo bastante convincentes, y pensé en «seguir tirando» mientras pudiese resistir los dolores.

Pero llegó un momento en que los vértigos eran tan frecuentes y la sensación de mareo e inseguridad tan persistente, que fui a otro médico, decidida a ponerme en sus manos y a que me operase. Y este, un cirujano muy famoso de Barcelona, me dijo:

—Señora, usted tiene cuarenta y tres años, pero su esqueleto ochenta y siete, y no puedo realizar la fijación de la región lumbar, porque el injerto no va a prender, ya que sus huesos no tienen vitalidad y lo único que haría es añadir problemas nuevos a los que ya padece.

Me recomendó cambiar mi corsé por otro más fuerte, una gimnasia para corregir mi excesiva lordosis —cintura muy entrada—, tracciones para la región cervical... y pastillas de corticoides, inyecciones, analgésicos y sedantes. Debo reconocer que las tracciones y la gimnasia me ayudaron a aliviar mis molestias. Pero las inyecciones me provocaron la aparición de llagas en la boca, los analgésicos un atontamiento enorme y los corticoides una diabetes, que desde entonces tengo que tratar de compensar con una dieta, a la que ayudo, a veces, con hierbas hipoglucemiantes.

Fue a partir de la manifestación de mi diabetes, cuando empezó a mejorar la artrosis, paradójicamente para mí entonces; pero ahora sé exactamente por qué. Cambié mi desayuno de café con leche, pan blanco, mantequilla y mermelada, por uno más consistente que constaba de un huevo, jamón, pan integral, una fruta y el café con leche o té.

Tuve que dejar de comer, en la merienda, las cantidades de pan que tomaba, cambiándolas por un puñado de frutos secos —almendras, avellanas o nueces—, acompañados de un poco de pan moreno, y en aquella época encontraba un chocolate muy oscuro de la casa Suchard endulzado con ciclamato, por el que sentía una gran atracción, y lo solía tomar por las tardes, y a veces a media mañana.

Sin saberlo yo entonces, había introducido en mi dieta, con el cacao, las almendras, avellanas y el pan integral, algunos de los alimentos más ricos en magnesio.

Además, empezaba a tomar ya en el desayuno proteínas (el huevo y el jamón) y vitamina C con la fruta.

Este nuevo modo de comer, junto con las tracciones y la gimnasia, me aliviaron mis problemas, hasta el punto de que pude empezar a llevar una vida seminormal, que excluía un gran trabajo físico, pero que me permitió estudiar y dar clases de Bachillerato en un instituto de Enseñanza Media.

Después, y debido a cambios que se produjeron en mi vida, como el dejar el pueblo para ir a vivir a Barcelona, orienté mi nuevo trabajo hacia la dietética, en primer lugar, para estar mejor informada sobre lo que convenía a mi diabetes, y también porque me daba cuenta de que la que quizá es la ciencia más importante de todas —pues del alimentarnos correctamente depende en gran parte nuestra salud—, es una disciplina que en aquella época no se estudiaba en ninguna Facultad de Ciencias de España y ni siquiera existía esa asignatura en la carrera de Medicina.

Es curioso que yo, como tantos otros —entre ellos el que pudiéramos llamar el «padre de la dietética», sir Lloyd Boyd—, nos hubiéramos dedicado a la nutrición animal, a la que presté gran atención cuando estudiaba agricultura, antes que a la humana.

Cuando la dietética fue mi profesión, aparte de profundizar en tratados científicos —generalmente extranjeros—, leía todo lo que encontraba relacionado con el tema, y es curioso, por cierto, constatar las barbaridades y exageraciones que llegan a aparecer en letra de imprenta en relación con la alimentación, escritas por aficionados sin base científica, o por fanáticos para los que la dieta es consecuencia de unos principios filosóficos.

Pues bien, en aquella época leí en un librito, escrito por un jesuita, que las sales de magnesio iban bien para los forúnculos.

Yo tenía entonces la cara como un mapa de la Luna, llena de bultos y cráteres debidos a los forúnculos que me salían, y a los huecos que me dejaban los granos vacíos de pus. Sin mucha convicción, empecé a tomar cloruro magnésico como último recurso, pues desde los veinte años me habían hecho todos los tratamientos imaginables, intentando resolver los rebeldes problemas de mi piel.

Con sorpresa y gran alegría por mi parte, pude comprobar que, poco a poco, mi cara mejoraba; que los bultos se reducían considerablemente y los huecos subían y, a excepción de uno muy grande que tengo en una mejilla, mi orografía facial se iba suavizando. Como además mi estado general resultaba beneficiado al tomar *magnesio*, seguí con mi tratamiento diario, que no dejaba ni cuando tenía que viajar.

A los dos años mi artrosis había mejorado de tal manera que, en una ocasión en que levantando un peso me hice un esguince, y yo pensaba que podía ser una hernia discal, dos médicos que vieron la radiografía que me habían hecho para ver cuál era el daño, me dijeron que el dolor de que me quejaba obedecía a un problema muscular; me había hecho un esguince, ya que, según ellos, tenía la columna bien.

Como yo me había quedado sin habla al oír aquello, y en la Seguridad Social, donde me habían tratado, iban muy de prisa, no pude explicarles que llevaba unos treinta años padeciendo de problemas en la columna. Desde los diecinueve hasta los cincuenta y dos que tenía entonces.

Pero lo que ellos decían respondía a mi estado en la época. No tenía dolores de cabeza, ni de hombros, apenas me dolían las caderas, las rodillas ya no las sentía... y tampoco las plantas de los pies. Me despertaba ligera como no recordaba casi desde mi niñez.

Pero lo que siguió volvió a dar la razón a los médicos que últimamente me habían hecho las nuevas radiografías: pude quitarme el corsé que me había visto obligada a llevar durante veintiún años. Desde los treinta y uno, o sea, después de tener mi cuarto hijo, hasta los cincuenta y dos.

¿Y qué había hecho de novedad? Solamente la dieta, modificando mi desayuno, introduciendo los cambios que anteriormente he citado, más la ingestión de *magnesio*.

Siempre me habían dicho que «la artrosis no tenía cura», que «es un problema progresivo e irreversible» y que «el cartílago desgastado no se rehace jamás»...

Puedo afirmar que, afortunadamente, no es así. Que el cartílago, como cualquier otro tejido, puede regenerarse, siempre que la alimentación haga el aporte de los nutrientes necesarios para la fabricación de colágeno.

También tenemos la suerte de que, en la actualidad, la bioquímica conoce perfectamente los constituyentes necesarios en la fabricación de prótidos por los seres vivos, como todos los pasos y secuencias exigidos, de modo que lo que explico en este libro no es más que la divulgación de los conocimientos actuales de esta ciencia en relación con nuestro metabolismo y, en consecuencia, con nuestra salud.

Antes de seguir adelante, he de explicar que, según datos aparecidos en textos de bioquímica ya de los últimos años del siglo XX, se sabe que el *turnover*, es decir, la destrucción y neoformación de los colágenos, que son las proteínas más abundantes en los cartílagos, huesos y tendones, es de unos seis, siete y más años, y ello es debido a la complejidad de los colágenos, como veremos en otros capítulos.

Afortunadamente, no solo yo, sino que muchísimas personas, pasados dos o tres años, vienen a verme o me escriben diciéndome «ya soy otro» u otra, pues precisamente hay más mujeres que varones que sufren este problema.

Pero estamos viendo, y la bioquímica lo confirma, que la mejoría todavía se produce a lo largo de cinco o seis años más. Siempre, claro está, que no se deje de comer como explico ni de tomar los suplementos de *magnesio* y *lecitina* que recomiendo.

A lo largo de mi trabajo también me he encontrado con varias personas que vuelven a verme y me dicen lo siguiente: «Señora, a los dos años me había curado y, por lo tanto, dejé de tomar el *magnesio,* volví al desayuno del café con leche y la pasta o café y cereales, y ya ve, han pasado dos o tres años más y vuelvo a encontrarme dolorida y rígida». Esta frase la he escuchado en muchas ocasiones, y se debe a que la gente cree que la artrosis *se cura* como un tifus o una pulmonía, y la artrosis no es una «enfermedad», sino un deterioro de los tejidos, porque su renovación ha quedado retrasada en relación con el desgaste, y en consecuencia, si su comida les provee de los nutrientes necesarios para la formación, fundamentalmente de proteínas, se encuentran bien, y si no, sufren un problema que no solo afecta a los cartílagos y tienen dolores, sino también a la parte viva del hueso, que es la que les proporciona flexibilidad y permite que, si sufren una presión, no se rompan. La *osteoporosis* es una desvitalización del hueso en la que por falta de matriz orgánica, es decir, por falta de renovación del colágeno, este se vuelve quebradizo. No es la falta de calcio la causa de que los huesos se rompan con facilidad, sino la falta de colágeno, que es la gelatina del hueso cuando este se cuece.

Es más, cuando el esqueleto no está todavía bien calcificado, como ocurre en los niños, los huesos no se rompen con facilidad, pues son flexibles; precisamente es el calcio lo que les quita su elasticidad, y por eso las roturas son mucho más frecuentes en los adultos.

Recuerden que las piedras preciosas se pueden romper y así se tallan, siendo durísimas, y, en cambio, un cuerpo de goma se deforma, pero no se parte por presión. Igual ocurre con el hueso: cuando todavía es gelatinoso —en los niños—, es difícil de partir, y en cambio, en los adultos, cuando se ha desvitalizado, se «quiebra» con relativa facilidad.

Lo que sucede es que como el colágeno es el soporte del calcio en el esqueleto, midiendo la cantidad de calcio que tienen los huesos podemos conocer su grado de «desvitalización», que es lo que los hace frágiles (pues a menos colágeno, también menos calcio).

Y esto que explico aquí no lo expone nadie con claridad, y además creo que ni siquiera entienden el fondo de la cuestión aquellas personas que dan cantidades de calcio que son el doble o triple de las que un adulto necesita, con lo que están convirtiendo a sus pacientes en candidatos a formar piedras en el riñón y calcificar las arterias, ya sean de los ojos, oídos, pulmones, extremidades, etc.

Están viendo en los análisis que la cantidad de calcio en la sangre es correcta y, sin embargo, recomiendan tomar suplementos de este elemento, cuando en realidad la pregunta que deben hacerse es: ¿por qué esta persona que tiene suficiente calcio no lo fija en los huesos? Quizá si pensaran de esta manera y recordaran lo que estudiaron en la Física del Bachillerato, llegarían por sí mismos a la solución del problema que, evidentemente, ha de surgir del planteamiento correcto de la cuestión.

Las personas con estos padecimientos, artrosis y osteoporosis, tienen también tendones débiles y con facilidad tuercen los tobillos o les fallan las rodillas, y en las radiografías se ven muy frecuentemente las rótulas desplazadas hacia arriba y lateralmente como consecuencia del deterioro de los ligamentos. Es más, es muy corriente que también padezcan de faringitis crónicas, cistitis repetidas, uñas frágiles o cabellos sin vitalidad..., como consecuencia de la no reparación correcta de sus tejidos y la dificultad de formar anticuerpos frente a una infección.

1
¿Qué es la artrosis?

En el título de este libro he evitado la palabra *curación*, porque, aunque a algunos les extrañe esta manifestación por mi parte, puedo afirmar que la artrosis no es una enfermedad y, en consecuencia, no es correcto utilizar la palabra *curación* cuando el problema se mitiga o desaparece.

Entonces, ¿qué es la artrosis? Un problema en la química del organismo de la persona que la sufre, y ahora voy a intentar explicarlo de un modo comprensible para todos.

Los tejidos de nuestro cuerpo —a excepción del sistema nervioso, cuyas células no se reproducen— sufren un desgaste y una reposición continuada durante las veinticuatro horas del día. El recambio de las proteínas del hígado, que es una víscera que tiene a su cargo una enorme complejidad de transformaciones químicas, se hace en unos 20 días; el recambio de las proteínas y células de los músculos y de la sangre, en unos 120 días. Y el esqueleto tarda entre dos y seis años en reponer la parte viva del hueso y los cartílagos en el adulto, y a partir de mediana edad, incluso hasta 12 años.

Este deshacer y rehacer con células nuevas y proteínas los tejidos suele expresarse, muy corrientemente, usando la palabra inglesa *turnover* que significa vuelta, giro...

Sucede en muchas personas, y cada día son más en el mundo y cada vez más jóvenes, que la reposición de los cartílagos va más lenta que el desgaste, y el resultado es una disminución de su grosor y un acercamiento de los huesos, que de ese modo rozan los nervios ocasionando pinzamientos muy dolorosos. Asimismo, al dejar menos paso para los vasos, porque no existe la separación adecuada, se dificulta el riego sanguíneo.

El problema del envejecimiento prematuro del esqueleto, desgaste o artrosis ha pasado a ser el más costoso para los organismos de sanidad en algunos países, y el que ocasiona mayor número de pacientes inválidos. He leído que en Estados Unidos y en otras naciones ha llegado a ser el problema número uno por las faltas de asistencia al trabajo que origina, y por lo caros que resultan los tratamientos, que, además, se convierten en tratamientos de por vida, ya que hasta ahora no se había encontrado una solución eficaz para este trastorno.

A los artrósicos —yo he sido una paciente— se nos decía que esta «enfermedad» no tiene solución, que «el cartílago desgastado no se regenera jamás»... y que «el desgaste es progresivo e irreversible». Algunos médicos nos proponen operarnos y, ante la manifestación de nuestros dolores, nos atiborran de analgésicos, antiinflamatorios, cortisona, sedantes... Y cosa curiosa, en treinta años de visitar médicos por mi problema de artrosis, nunca me preguntaron: «¿usted qué come?», cuando eso es lo fundamental.

A una persona que padece de artrosis muy acusada, o lleva muchos años con una artrosis grave, el problema no se le presenta solo, porque, además, se produce una degeneración y descalcificación de los huesos que suele ser denominada «osteoporosis», y aparecen los picos de loro, que son como un derrumbe de los cuerpos vertebrales, provocando los llamados osteofitos y la «espondilosis». Es decir, es muy frecuente un diagnóstico de espondiloartrosis con osteoporosis.

El problema aparece con más gravedad en las vértebras o articulación más usada, según sea el trabajo de la persona, o donde ha habido un traumatismo debido a un golpe u otra causa. También es muy corriente que el esqueleto tenga algún defecto, como la columna torcida lateralmente (escoliosis), o una pierna más corta que la otra, que puede originar la escoliosis, o bien un desgaste mayor en una articulación de la cadera, rodilla o del pie.

Cuando una persona tiene la cintura muy metida hacia dentro, o sea, una «hiperlordosis», a veces denominada, simplemente, «lordosis», como es mi caso, entonces este problema en las mujeres se agrava extraordinariamente en los embarazos, que pueden ocasionar graves trastornos, sobre todo en los huesos de la región lumbar y en la articulación de la columna vertebral con la cintura pelviana.

También los embarazos conducen a problemas en el cóxis o rabadilla, como consecuencia de la presión del feto en el esqueleto que, en ocasiones, conduce a ciertas deformaciones muy dolorosas y se acentúan cuando ya hay artrosis.

De hecho, la «osteoporosis», o descalcificación, se reduce también, en muchos casos, a un problema de fabricación de proteínas, que es de lo que está constituido fundamentalmente la parte viva, o sea, la matriz orgánica del hueso; esta sustancia es la que fija el calcio en forma de fosfato de cal principalmente. Por ello, si no fabrica proteínas, el esqueleto no retiene el calcio que conduce la sangre.

Pero hay más. Todas las articulaciones óseas están suavizadas por una sustancia, el «líquido sinovial», en el cual el lubricante del mismo se sabe, ya que son unas proteínas que, dándole una consistencia parecida a la de la clara de huevo, permite, gracias a esa viscosidad que le proporciona, que en nuestras articulaciones desempeñe el papel que tiene la grasa en los engranajes de un mecanismo.

Ahora bien, cuando en nuestro cuerpo las proteínas no se reponen al ritmo con que se desgastan, la formación del lubricante es precaria y, en algunos casos, el líquido sinovial se vuelve aguado o demasiado espeso y duro, y las articulaciones del organismo no se mueven con agilidad, y nos sentimos rígidos y doloridos. Es más, hay personas que tienen derrames sinoviales porque la bolsa que contiene el líquido no tiene sus tejidos en buenas condiciones, y este, al ser poco viscoso, se escapa con facilidad.

Podemos, pues, esquematizar lo explicado hasta ahora, diciendo que la artrosis —también llamada desgaste—, la osteoporosis o descalcificación de los huesos, y algunos tipos de artritis, cuya causa es la falta de la materia lubricante del tejido sinoval, se reducen en esencia a un problema de fabricación de proteínas en el organismo. Es decir, la reparación de los tejidos óseo y cartilaginoso va más lenta que su desgaste, y ello conduce a un envejecimiento prematuro del esqueleto, y lo grave no es eso, porque, cuando hay una artrosis notable, es muy frecuente que nos encontremos con una serie de trastornos que, sin estar relacionados directamente con este problema, lo acompañan agravando las molestias de las personas que los sufren, sumiéndolas en un estado depresivo, y a veces de desesperación, que, desgraciadamente, está completamente justificado.

En efecto, aparte de los dolores de cabeza, de nuca y del esqueleto en general, muchas personas padecen de resfriados, gripes, bronquitis o cistitis en mayor medida que antes.

En otras aparecen morados dolorosos en las manos, brazos o piernas con gran facilidad, e incluso «golpes de sangre» en los ojos. Es decir, sin saber cómo ni, a veces, cuándo, tienen un derrame de sangre en estos órganos.

También se vuelven dificultosas las digestiones, y es muy frecuente que se quejen de sentirse como hinchadas y con el vientre doloroso después de las comidas.

Casi todas las personas que padecen los mencionados problemas, además, suelen tener los nervios a flor de piel, sufriendo una irritabilidad en el sistema nervioso que las mantiene en un estado de crispación casi continuo, con crisis depresivas, problemas de insomnio y, en otros casos, una tendencia a dormir o dormitar a cualquier hora y en cualquier circunstancia.

La artrosis cervical dificulta el riego del cerebro y se tiene una sensación de inseguridad y, en ocasiones, como una pérdida momentánea del conocimiento.

Es muy corriente, también, que una persona con un esqueleto descalcificado tenga una arteriosclerosis prematura, originada porque el calcio, que no es retenido por los huesos, va depositándose en las arterias, endureciéndolas y empequeñeciendo su luz; es decir, dificultando la circulación de la sangre al disminuir el diámetro de los vasos.

Resumiendo, podemos afirmar que muchas personas con problemas de desgaste del esqueleto, además, tienen trastornos del sistema nervioso, se vuelve débiles frente a los agentes infecciosos, hacen mal las digestiones y aparece en ellas una fragilidad capilar que se traduce en la rotura de vasos sanguíneos con la aparición de los clásicos moratones; duermen mal, lo ven «todo negro»..., además con suficientes motivos para ello, etc.

¿Qué relación hay entre estos problemas y la artrosis? A primera vista, ninguna; pero llegando al fondo de la cuestión, vemos que esta vulnerabilidad frente a las infecciones, fragilidad de los vasos sanguíneos y que la falta de enzimas digestivos y neurotransmisores, en última instancia, son también un problema en la fabricación de proteínas por aquel organismo.

Sabemos actualmente que una infección tiene una respuesta por parte del cuerpo humano, el cual está dotado de unos mecanismos de defensa contra las invasiones de virus y bacterias, que si actúan rápidamente vencen en los primeros estadios la infección. Pero si esta respuesta inmune —que más adelante estudiaremos con más detalle— no está en condiciones de actuar rápidamente, somos víctimas de la enfermedad causada por los gérmenes invasores que, aproximadamente, duplican su número cada veinte minutos.

Nuestro sistema defensivo se apoya en una especie de ejército formado por ciertos glóbulos blancos —linfocitos— de la sangre, y por ciertas sustancias que se encuentran en el suero de la misma, llamadas inmunoglobulinas o anticuerpos.

Ahora bien, tanto los anticuerpos como los linfocitos están formados por proteínas. Asimismo, también las paredes de los vasos y los enzimas digestivos pertenecen a este grupo de compuestos químicos.

Podemos resumir lo explicado hasta el momento diciendo que la artrosis, la osteoporosis y ciertos tipos de artritismo son un problema de fabricación de proteínas por aquella persona —o animal—, que estos también están sufriendo los mismos o muy parecidos trastornos que los humanos.

Cuando hay una artrosis grave, es corrientísimo que el paciente padezca también flatulencias e hinchazón del vientre, debidos a la falta de secreciones digestivas; eso sin referirnos a los problemas ocasionados por la medicación que se nos suele aconsejar, que, generalmente, son fármacos que, sin mejorar el desgaste de los cartílagos, han ocasionado y ocasionan lesiones de hígado, estómago, intestinos y páncreas. Aparte de producir algunos de ellos atontamiento y otros nerviosismo, muchos traen como consecuencia alergias y erupciones, o picazón y manchas en la piel.

Conocí a la esposa de un famoso cirujano de Barcelona, madre de cuatro hijos, que padecía una artrosis ya notable; a esta señora su marido no la dejaba ir al médico, porque le aseguraba que, aproximadamente, la mitad de las úlceras de estómago que él había operado habían sido ocasionadas por la medicación que aquellas personas tomaban para mitigar los dolores de la artrosis.

Como ocurre, también, que los pacientes con una artrosis grave suelen ser los que toman más medicamentos, y en realidad lo que tienen es un problema en la fabricación de cartílagos, el mismo se extiende además a los otros tejidos del cuerpo, incluidos, por supuesto, los del estómago e intestinos. Lo que ocurre después se deduce del planteamiento del problema, y el resultado, a la larga, o incluso a veces en muy poco tiempo, se traduce en la adición de nuevos problemas digestivos al paciente, con el agravante de que sus dolores originados por la artrosis siguen ahí.

2
Causas que originan la artrosis

El cartílago está formado, fundamentalmente, por un entramado de *colágeno,* que constituye aproximadamente el 70% de las proteínas del mismo; otra proteína, llamada *elastina,* y unas sustancias denominadas *mucopolisacáridos,* que en medio acuoso forman geles (gelatinas), que adquieren consistencia por la incorporación de fibras proteicas. Entre ellos, el «condroitinsulfato» abunda en el cartílago, mientras que el «ácido hialurónico» predomina en la sinovia y líquido lubricante de las articulaciones, y sus geles actúan allí como amortiguadores y lubricantes.

La parte viva de los huesos, también llamada *matriz orgánica* de los mismos, está formada fundamentalmente por colágeno y mucopolisacáridos, siendo aquella proteína la que fija el fosfato cálcico como hidroxiapatito y en forma amorfa.

La mineralización del hueso se produce en la molécula de colágeno, con el concurso directo de los osteoblastos, creyéndose que, en primer lugar, ocurre una pirofosforilación de las cadenas laterales del colágeno. Según otros, el papel decisivo en la fijación de la sustancia mineral se debe a la fosfatasa alcalina.

En principio, puede osificarse todo el colágeno, y se cree que en los tejidos «blandos», como el cartílago, el condroitín-sulfato impide su mineralización.

Por lo que hemos dicho hasta aquí, además de por los llamados *mucopolisacáridos*, que adquieren su consistencia por la fijación de fibras proteicas, el cartílago y la matriz orgánica del hueso —que es la encargada de retener los compuestos del calcio— están formados por proteínas.

Lo lógico, una vez sabido esto, es buscar si la ciencia química, en la actualidad, conoce los pasos necesarios para formar estos compuestos, así como los componentes esenciales en la síntesis de las mismas.

Pues bien, desde los años setenta, ya sabemos, perfectamente, todos los pasos de la síntesis proteica por los organismos vivos y, naturalmente, los humanos. Incluso se han descifrado los vocablos inscritos en los codones —tripletes de bases— de nuestro ADN, o sea, del código genético.

Para formar proteínas se necesita que un enzima induzca el ADN a desenroscarse y formar el ARN-mensajero, en cuya

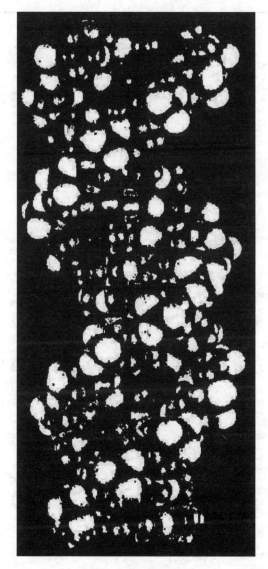

ADN: Modelo de bolas.

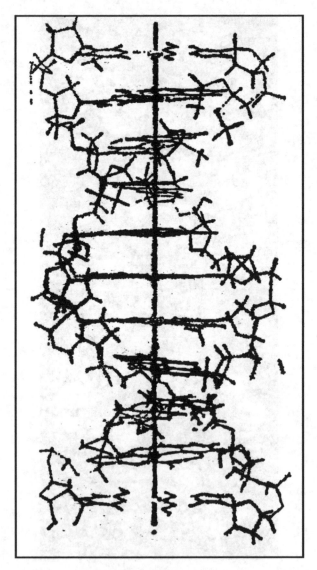

ADN: Modelo de varillas.

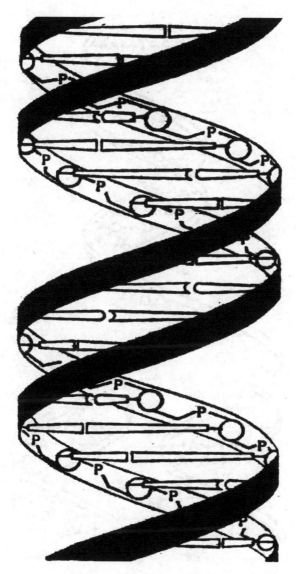

Encadenamiento de bases y estructura del ADN.

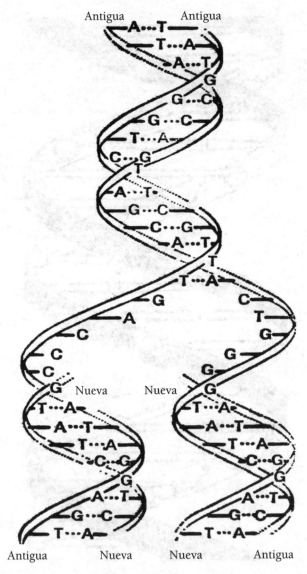

Reduplicación del ADN.

formación se necesitan, además de unas sustancias llamadas *nucleótidos*, una determinada concentración de *magnesio*.

Esa cinta de ARN-mensajero lleva codificado en forma de tripletes de bases complementarias de las del ADN, la secuencia con que deben encadenarse los aminoácidos, que son los constituyentes básicos de las proteínas, de modo que el orden de los codones en el mensajero especifica la secuencia aminoácida de modo colineal.

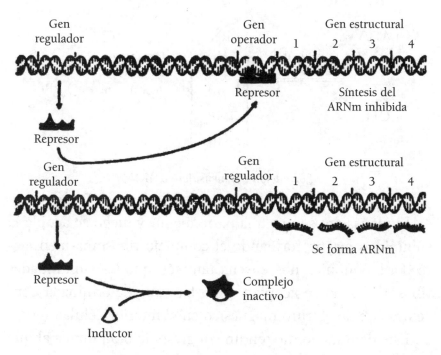

Desrepresión de genes para la expresión del ADN.

Podríamos, haciendo una burda comparación, decir que los aminoácidos son a las proteínas lo que los ladrillos para la construcción de una casa.

El mensajero de ARN no queda libre en el citoplasma celular, sino que se une a los corpúsculos, donde se realizará la síntesis proteica.

Estos *locus*, donde se «leerá» el mensaje genético, descifrándolo y encadenando correctamente los aminoácidos que formarán las proteínas, están formados por dos partes o subunidades.

$$n_1 \text{ATP} \quad \xrightleftharpoons[\text{Mg}^{++}]{\text{patrón ADN}} \quad \begin{matrix} \text{ARN} \\ | \end{matrix} $$

$$\begin{matrix} n_1\text{ATP} \\ n_2\text{UTP} \\ n_3\text{GTP} \\ n_4\text{CTP} \end{matrix} \quad \xrightleftharpoons[\text{Mg}^{++}]{\text{patrón ADN}} \quad \begin{bmatrix} \text{AMP}_{n_1} \\ | \\ \text{UMP}_{n_2} \\ | \\ \text{GMP}_{n_3} \\ | \\ \text{CMP}_{n_4} \end{bmatrix} + (n_1 + n_2 + n_3 + n_4)\,\text{PPi}$$

Formación del mensajero o ARN.

El mensajero se une a la parte menor y luego se acopla la subunidad mayor, formando el complejo ribosoma-mensajero. La bioquímica nos enseña también que las subunidades ribosómicas no se acoplan si no hay una determinada concentración de cloruro magnésico en el interior celular.

Este dato me lo dio, en un congreso de bioquímica al que asistí, el japonés Nomura, que se ha especializado en el estu-

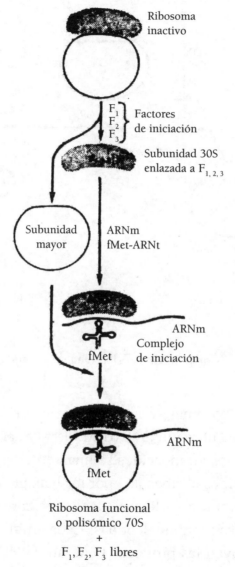

Ribosoma
inactivo

F_1
F_2 } Factores
F_3 de iniciación

Subunidad 30S
enlazada a $F_{1, 2, 3}$

Subunidad
mayor

ARNm
fMet-ARNt

fMet

ARNm
Complejo
de iniciación

fMet

ARNm

Ribosoma funcional
o polisómico 70S
+
F_1, F_2, F_3 libres

Ribosoma y complejo ribosoma-mensajero.

39

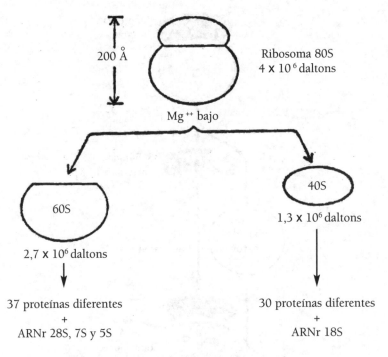

Composición del ribosoma de mamífero.

dio de los ribosomas, y me dijo que es de 10 milimoles, o sea, una concentración de 0,01 M. de esta sal de magnesio.

Para que los aminoácidos se unan entre sí, es preciso que sean conducidos al ribosoma por los llamados ARN transferidores, que son unos ARN relativamente cortos: tienen de 75 a 90 unidades mononucleótidas. Cada aminoácido de los 20 que constituyen las proteínas tiene un ARNt específico y algunos tienen varios; de lo dicho, se deduce que los ARN

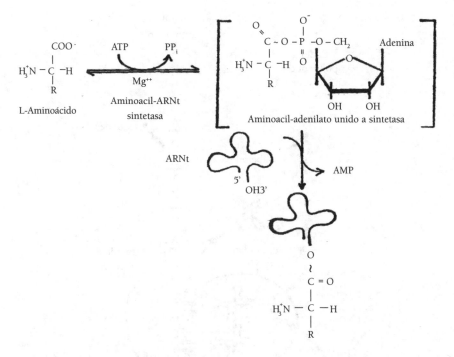

Activación de un aminoácido y unión con el ARN transferidor.

transferidores pueden existir en la forma libre, o «cargada» con sus aminoácidos.

La unión de estos a los ARNt se hace en un proceso de esterificación por la acción de unos enzimas, que requieren, obligatoriamente, la presencia de magnesio. Estas reacciones, llamadas de «activación de los aminoácidos», utilizan dos enlaces fosfato de alta energía y luego, durante la formación de cada enlace péptido (unión de los aminoácidos), por lo me-

41

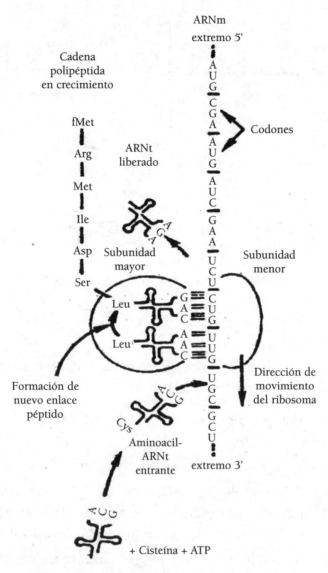

Ribosoma que traduce en forma de cadena polipéptida el mensaje del ARN.

nos otra molécula de alta energía queda degradada a la forma difosfato. Como estas moléculas solo actúan en presencia de magnesio, de ahí la necesidad de determinadas concentraciones de este elemento en el interior celular, ya que se necesita:

1.º Para formar el mensajero.
2.º Para la estabilidad de los ribosomas.
3.º Para la activación de los aminoácidos —unión con los ARN transferidores.
4.º Para el encadenamiento de unos con otros y formar así la molécula de proteína.

De esta explicación se deducen dos cosas: primera, la necesidad de tomar proteínas, que son los alimentos que en su digestión nos suministran los aminoácidos con los cuales fabricamos del modo explicado las específicas de nuestro cuerpo, o sea, el colágeno, la elastina, los lubricantes del líquido sinovial, los anticuerpos y enzimas..., y segunda, la necesidad asimismo de tomar con la alimentación suficiente cantidad de *magnesio* para que los líquidos de nuestro organismo contengan las concentraciones requeridas de este mineral, a fin de que su complejísima química —llamada metabolismo— transcurra según está previsto, y no se produzcan problemas por falta de las cantidades adecuadas de *magnesio* que se requieren en nuestros tejidos.

Otro alimento importante en la reparación del cartílago es la vitamina C. En efecto, el colágeno está formado por una

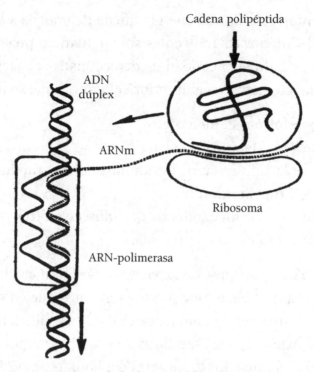

Esquema de la formación de proteínas.

especie de subunidades llamadas *tropocolágeno*, que son como unos cordones de tres cabos, cada uno de los cuales está constituido por la unión de unos mil aminoácidos. Estas cadenas de aminoácidos necesitan de la acción del ácido ascórbico —vitamina C— para transformar ciertos aminoácidos llamados *prolina* y *lisina* en unos compuestos más ricos en hidrógeno denominados *hidroxiprolina* e *hidroxilisina*, los cuales unirán a través de unos enlaces químicos, denominados «puentes de hidrógeno», las tres cadenas polipéptidas, formando el mencionado «cordón de tres cabos» que he nombrado como tropocolágeno.

Entonces, resumiendo lo que he explicado:

Estadio	Componentes indispensables
1. Activación de los aminoácidos	Aminoácidos ARNt Aminoacil-ARNt-sintetasas ATP $-Mg^{++}$
2. Iniciación de la cadena polipéptida	Aminoacil-ARNt Iniciador (en las bacterias es el f-Met ARNt) ARNm GTP $-Mg^{++}$ Factores iniciadores (F_1, F_2 y F_3) Subunidad ribosómica 30 S
3. Prolongación	Aminoacil – ARNt especificados por corodones $-Mg^{++}$ Factor T GTP Factor G
4. Terminación	Codón de terminación en el ARNm Factor de liberación del polipéptido (Factor R)

Hasta aquí podemos decir que la artrosis es un problema en el cual la reparación del desgaste que sufre el cartílago va más lenta que su destrucción, es decir, se ha alterado su *turnover*, conduciendo a un deterioro de los discos y articulaciones que están formadas, como sabemos, por cartílago; que falla la fabricación de las proteínas que forman la sustancia lubricante del líquido sinovial, y que tampoco se forman en las cantidades debidas las proteínas y sustancias constituyentes de la matriz orgánica del hueso, que son las que retienen los compuestos de fosfato cálcico que, a su vez, son los que dan rigidez al hueso manteniendo su forma.

Por otro lado, la bioquímica nos enseña que para que nuestro organismo forme proteínas es necesario que los alimentos nos hagan un aporte conveniente de compuestos de *magnesio*, pues sin la presencia de determinadas concentraciones de este elemento no puede tener lugar la síntesis proteica, ya que está demostrado que el *magnesio* se necesita: para la formación del mensajero, para la estabilidad de los ribosomas, para la activación de los aminoácidos y en la formación de los enlaces peptídicos (encadenamiento de unos aminoácidos con otros).

Lo que también está demostrado es la necesidad de vitamina C en la formación de colágeno, y como esta proteína es la más abundante en el cartílago y en la matriz orgánica de los huesos, en última instancia podemos decir que la correcta re-

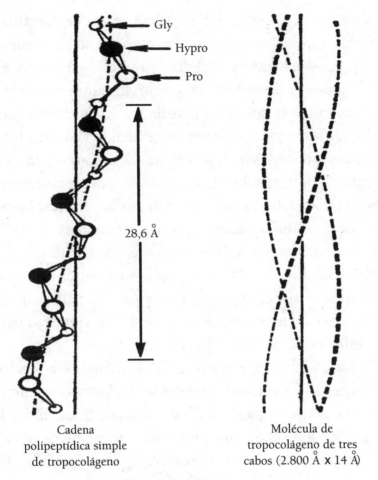

Cadena
polipeptídica simple
de tropocolágeno

Molécula de
tropocolágeno de tres
cabos (2.800 Å x 14 Å)

Estructura del colágeno.

posición de los tejidos del esqueleto se apoya, fundamentalmente, en tres alimentos: proteínas, *magnesio* y vitamina C.

En la actualidad hay además otra deficiencia muy exten-
dida, que es la de fósforo; en efecto, los alimentos más ricos
en este nutriente son las yemas de huevo, las huevas de pescado, los sesos y las vísceras en general, y cada vez hay más
personas que no las incluyen en su dieta porque son ricos en
colesterol, porque suben el ácido úrico, porque se comen carnes a la plancha y ya no se cocina, y también por las epide-
mias de las últimas décadas que han afectado a diversas espe-
cies de animales, entre ellas, las vacas o los cerdos.

El resultado es una dieta pobre en fósforo, y, como este
elemento se necesita para formar las moléculas de ATP y
GTP, conviene tomar suplementos de *lecitina de soja* para su-
plir estas posibles deficiencias.

Y recuerden que, además de los cartílagos y la «gelatina»
del hueso, los tendones también se deterioran cuando no se
fabrican colágenos, y de ahí las roturas de ligamentos, tendinitis y esa frase que oímos tan frecuentemente de «No sé lo
que me pasa, pero me fallan los tobillos», o «Me fallan las rodillas».

Es decir, la artrosis, la osteoporosis y el deterioro de los tendones son distintas manifestaciones de un mismo problema:
que no se repone el desgaste del colágeno de esos tejidos.

3

Proteínas

Los alimentos más ricos en proteínas son, en primer lugar, las levaduras y la soja en grano o su harina, en las que su porcentaje de prótidos se aproxima al 50 por 100. Ninguno de estos dos alimentos se toman en gran cantidad en la dieta de los países occidentales; la soja es consumida por pocas personas todavía, y las levaduras suelen tomarse como un suplemento dietético rico en vitaminas del complejo B.

Luego tenemos la leche descremada en polvo y algunos quesos bajos en materia grasa, en los que su porcentaje proteico puede acercarse al 40 por 100.

A continuación se encuentran las carnes, los pescados y los mariscos, con una riqueza que oscila entre un 20 a 25 por 100, aproximadamente.

Después las semillas, como almendras, nueces, avellanas y cacahuetes, cuyo porcentaje en proteínas se acerca al 20 por 100.

Siguen los huevos, con un 14 por 100 aproximadamente, seguidos de las legumbres como las judías, garbanzos, lentejas y habas..., cuya riqueza en prótidos se acerca al 10 por 100.

Hasta aquí, teniendo en cuenta los distintos porcentajes, las proteínas de los alimentos que hemos mencionado tienen, aproximadamente, el mismo valor biológico, es decir, *grosso modo*, son igualmente interesantes para la formación y reparación de los tejidos humanos.

Esta advertencia la he hecho porque los alimentos que siguen en riqueza proteínica, los cereales completos, aparte de ser unos alimentos relativamente pobres en prótidos, estos apenas contienen ciertos aminoácidos llamados «esenciales» o indispensables, tales como la lisina, la metionina y el triptófano.

Es decir, habría que tomar una cantidad enorme de cereales para alcanzar las necesidades cuantitativas proteicas diarias, pero estas no quedarían cubiertas, pues los prótidos del trigo, arroz, maíz y los cereales en general no son de «alto valor biológico» para los humanos, pues su secuencia de aminoácidos encierra pocos restos de «lisina», que hemos visto se necesita para fabricar colágeno, y también esas proteínas vegetales son pobres en «triptófano», que, aparte de su necesidad en la formación de tejidos, es un aminoácido con el que nuestras células nerviosas formas un neurotransmisor denominado «serotonina», necesario para el buen funcionamiento del sistema nervioso.

Por ello, una dieta basada en el consumo de cereales debe completarse con lácteos, huevos y proteínas de origen animal, y, si ello no es posible, debe tomarse de preferencia soja o, en su defecto, legumbres, que son más ricas que los cereales en los llamados aminoácidos esenciales.

Las frutas y verduras, prácticamente, no tienen proteínas, pues el porcentaje de prótidos en las mismas no llega al 1 por 100, y algunas están muy debajo de esa tasa.

Es muy importante tener esto en cuenta, pues en nuestro país es corriente llamar *reúma* a cualquier dolor articular o de espalda aunque sea artrósico, y también hay mucha gente que cree que para mejorar del «reúma» y, por lo tanto, del dolor, es bueno dejar de tomar carne y comer mucha fruta y verdura, sin pensar que, si no quieren tomar carne, han de procurarse otra fuente de proteínas —puede ser perfectamente el pescado—, y que el comer mucha fruta, además, les va a conducir a un considerable aumento de peso, y el sobrepeso siempre es perjudicial para un esqueleto desgastado y a veces deformado por la artrosis.

En ocasiones, me encuentro con personas que bien porque tienen problemas de dentadura, porque tienen poco apetito o simplemente porque no quieren comer carne —ya que han oído que es mala—, y no les gusta el pescado, su dieta es pobre en prótidos y no consigo equilibrarla, pues no tomarán los alimentos citados. Para estos casos, y para completar la ración proteica de los que solo toman un poco de carne o un poco de pescado, hemos sacado al mercado, y los encontrarán en las casas de productos dietéticos y en farmacias, unos comprimidos de *colágeno,* que es la proteína fundamental del cartílago, que ya tienen adicionado *magnesio.* Cuatro comprimidos equivalen, más o menos, a un bistec o a una ración de pescado, y dos pueden completar, con la sopa, la verdura o con un caldo caliente, una dieta escasa en alimentos proteicos, pero no sin nada de ellos.

Hay personas inapetentes a las que la leche no les sienta bien; tres comprimidos con un plato de sopa por las mañanas sería su desayuno ideal.

Vitamina C

Es una de las primeras conocidas; en un principio fue denominada antiescorbútica, pues su carencia producía el escorbuto, que es un problema a causa del cual sangran las encías y se produce derrames capilares, se caen los dientes al aflojarse estos, porque las encías al deteriorarse no los sujetan, y se producen artralgias, es decir, dolores en las articulaciones originados por la artrosis; ya Plinio explica que a las legiones romanas que sitiaban lo que hoy día es Holanda «se les quedaban las rodillas tiesas», pues, como es natural, al faltar el ácido ascórbico o vitamina C, no podían formar colágeno, y como esta proteína es la que abunda en el cartílago, en las encías y la que une unas células con otras en los vasos sanguíneos, la falta de vitamina C provocaba dichos trastornos.

De hecho, en los artrósicos graves suelen presentarse también los problemas de encías sangrantes, empiezan a moverse las piezas dentarias, y se les producen «morados» con facilidad debido a la fragilidad de sus capilares.

Como la vitamina C abunda en los cítricos y en todas las frutas y verduras crudas en general, basta con tomar zumos de naranja, limón o pomelo, comer frutas y verduras crudas o —si se tiene mal la dentadura— pasarlas por la batidora o un robot de cocina y hacer puré, para que nuestro organismo reciba la cantidad de vitamina C que precisa.

Magnesio

Este elemento mineral se sabía que era necesario para formar el átomo central de la molécula de clorofila que es el pigmento verde de las plantas, gracias al cual estas son capaces de absorber la energía radiante del sol, transformándola en energía química para utilizarla después en la síntesis de las sustancias llamadas «orgánicas», como azúcares, grasas y proteínas. Todavía en los años sesenta, en los libros de agricultura y abonado se nos decía que el *magnesio* interviene también en el «transporte del fósforo en la planta», y nada más.

En la década de los setenta quedó perfectamente probado y determinado que las moléculas fosforadas llamadas de alta energía, como el adenosín-trifosfato, o ATP, y el adenosín-difosfato, o ADP, y todas las moléculas similares, como el GTP, CTP, UTP..., necesitan de la presencia de determinadas concentraciones de magnesio para poder actuar en el interior celular. Estas moléculas son en realidad «donadoras de energía» por hidrólisis de los enlaces fosfato y pirofosfato.

Como *todas,* y quede bien claro que *todas las síntesis* —o sea, la fabricación de sustancias complejas a partir de otras más sencillas— de *todos* los seres vivos se realizan a través de estas moléculas de alta energía; queda explicado de este modo que la fabricación de proteínas, es decir, también de hormonas, enzimas, anticuerpos, tejidos, neurotransmisores, y también de ácidos nucleicos —como el ADN y el ARN—, está condicionada a la presencia de determinadas concentraciones de magnesio en el citoplasma y núcleo de la célula.

Pero es que, además, la repolarización de las fibras nerviosas que tienen una diferencia de potencial eléctrico frente al líquido que las baña, y la repolarización —o sea, la recarga eléctrica— de las fibras musculares también se hace utilizando ATP, que es la molécula de alta energía más usada por los seres vivos. Es decir, siempre que las plantas y animales efectúan un trabajo, lo cual supone un gasto de energía, tiene que realizarse necesariamente utilizando la que suministran los enlaces fosfato y pirofosfato del ATP u otra molécula similar, y estas siempre actúan en presencia de un catión divalente, que en el caso de las células de los seres vivos es el ion Mg^{++}, y en los líquidos extracelulares suelen ser los iones Ca^{++}.

Bien, como la síntesis de prótidos y casi todas las sustancias que fabrican los seres vivos se realizan en el interior celular, sabemos de la necesidad de la presencia de iones magnesio para que estas tengan lugar.

Y... ¿sucede algo especial con el magnesio? Sí, en la actualidad.

Desde hace unos cincuenta años se están utilizando en grandes cantidades los llamados abonos químicos, algunos de los cuales, como la urea y el sulfato amónico, son sustancias de síntesis y, por lo tanto, casi químicamente puras, en sustitución del guano, que era el abono, venido de fuera, que, junto con el estiércol de las fincas, se utilizaba en la fertilización de los suelos de labor.

Esta práctica, la de utilizar abonos nitrogenados, fosfatados y potásicos, los famosos «tres grandes del abonado», o N-P-K, en lugar de guano, ha empobrecido en magnesio los terreros, así como en ciertos microelementos, como yodo y otros.

Ya no hay un ciclo cerrado suelo-vegetales-animales-suelo; hemos introducido un elemento perturbador con el abonado que actualmente se recomienda corrientemente, y solo se devuelven al suelo parte de los nutrientes que él mismo nos da con las cosechas.

Desde luego que se le añaden los que se sacan en mayores cantidades, pero esta práctica es incorrecta, porque se han formulado los abonados en general de un modo incompleto y se han empobrecido, y se siguen empobreciendo, en magnesio, en yodo y en otros microelementos, como pueden ser el cobre y el cinc, los suelos de labor, aunque en relación con estos dos elementos no suelen presentarse deficiencias, ya que hay muchos tratamientos fungicidas que llevan sales cúpricas y óxido de cinc. Y en relación con el yodo, conviene tomar pescado a diario o, en su defecto, *algas en comprimidos* para obviar esta carencia.

Pero es más, cuando se usa el potasio en grandes cantidades, como en los llamados «abonados de fondo», en los cuales se pone este elemento junto con el fósforo en las cantidades calculadas, para que no necesite volver a añadirlos al suelo en dos o tres años, incluso en el caso de tener un terrero bien provisto de magnesio, el exceso de potasio que encuentra la planta puede impedir la correcta absorción del magnesio, pues el K^+ (potasio) y el Mg^{++} (magnesio) son iones antagónicos. Los vegetales, ciertamente, sabemos que en esta circunstancia hacen lo que se denomina un «consumo de lujo» del potasio en detrimento del magnesio.

Este problema, que suele crearse artificialmente de la manera que he explicado, puede presentarse también en la naturaleza en suelos muy calizos. Conocemos también el antagonismo Ca^{++} y Mg^{++}, y una excesiva absorción de calcio, bien porque se encuentra ya en el terrero o por haber practicado un encalado, puede perjudicar la del magnesio. Esta disminución en el suelo de ciertos minerales se traduce en una deficiencia de los mismos en los alimentos que tomamos y en los forrajes que se dan al ganado.

Este hecho, por separarse de su campo de estudio, ha escapado al conocimiento de los médicos, nutricionistas y bioquímicos. Y, sin embargo, es real, está ahí, y mientras no se modifique la composición del abonado que se recomienda a los agricultores, enriqueciéndolo con magnesio y otros micronutrientes, cada vez habrá una mayor incidencia de artrosis, de trastornos nerviosos, de problemas de irritabilidad muscular, seguiremos volviéndonos cada vez más vulnerables a las infecciones como gripes y resfriados, seguirán aumentando las personas que tienen litiasis renal y las arterias endurecidas... solo por eso, porque está faltando magnesio en la dieta corriente de las personas que vivimos en el llamado «mundo occidental».

Además, es curioso comprobar cómo cuando una persona tiene problemas de artrosis y ciertos tipos de artritismo —no ligados a enfermedades de histocompatibilidad—, si sus trastornos tienen como causa fundamental una deficiencia severa de magnesio, se quejan de los síntomas que da la carencia de este elemento.

Tristeza, depresión, llorar con facilidad, verlo todo «negro», dolores de cabeza o nuca, inseguridad al andar, tener la cabeza poco clara, cansancio al despertarse, opresión de pecho, calambres, taquicardias, dolores y pinchazos en la región precordial, flatulencias, malas digestiones, sensación de sentirse como inflado después de las comidas..., otros tienen o han tenido cálculos o arenillas en los riñones, caídas de cabellos, uñas que se exfolian, claustrofobia o vértigos... y ello junto con los dolores y molestias ocasionados por la artrosis.

En el mundo hay miles y miles de personas que se sienten angustiadas, depresivas, incapaces de remontar las dificultades. Como además, en ocasiones, padecen una sensación de opresión en el pecho o dolores o pinchazos, viven angustiadas creyendo que tienen mal el corazón y en cualquier momento puede darles un ataque. Son los llamados «falsos cardíacos», o cardíacos de «origen nervioso». Era lo que me decían a mí, y siempre pensaba al oírlo: «Si yo he tenido un sistema nervioso muy equilibrado siempre, ¿por qué ahora funciona tan mal?».

Es más, algunas personas que vienen a verme me dicen: «Creo que me falta algo, pues no entiendo por qué me pasa todo esto. Yo había sido una persona normal, con una cabeza clara, sin neurosis, y poco a poco —o a veces me dicen "de pronto"— me he vuelto angustiada, irritable, con los nervios a flor de piel... me quiero dominar y no puedo. Veo que no tengo motivos para sentirme angustiada y, sin embargo, tengo una intranquilidad permanente».

Todo esto, añadido a los dolores originados por la artrosis, conduce a un panorama extraordinariamente sombrío.

Alimentos ricos en magnesio

Aproximadamente, en este orden, son: el cacao, las almendras, las judías y la harina de soja, las avellanas, nueces, piñones, cereales completos, dátiles, higos y las legumbres.

Como podemos deducir de la lectura de la lista, bien sea por problemas de hígado o por no engordar, hay muchas personas que no consumen corrientemente los alimentos enumerados, y si tenemos en cuenta que todos, incluso los citados con anterioridad, cada vez son más pobres en este elemento, vamos entendiendo cada vez con más claridad el porqué del aumento de la artrosis y la gravedad del problema, pues su origen se ha escapado de la medicina.

Como normalmente no vamos a recomendar a la gente que coma mucho cacao o muchas almendras, y la soja no es

todavía un alimento frecuente en nuestra dieta, corrientemente para compensar la deficiencia de magnesio solemos
dar compuestos de este mineral. En una deficiencia severa
del mismo, yo acostumbro a recomendar la ingestión de tres
gramos al día de cloruro magnésico cristalizado, repartidos
en dos o tres tomas con las comidas, o seis comprimidos, tomando 2-2-2, también comiendo.

Si la persona que viene a consultarme tiene acidez de estómago, entonces sustituyo el cloruro por el carbonato, y la
dosis entonces es de dos gramos diarios, repartidos también
a lo largo del día en dos o tres tomas.

En la actualidad, se encuentran de mi marca *Comprimidos
de carbonato* que facilitan el tomarlo cuando se come fuera de
casa.

Cuando me explican que entre sus problemas hay una
historia de cálculos renales o arenillas, o puedo ver en los análisis que me traen una tasa de urea algo alta en la sangre, que
puede hacerme pensar, junto con las manifestaciones de la
persona, en unos riñones calcificados, recomendamos tomar
entre 300-400 miligramos de ión Mg^{++}, es decir, seis comprimidos o tres cucharillas de carbonato.

Se puede tomar cualquier compuesto iónico de magnesio
como el cloruro, carbonato, lactato, óxido, hidróxido, etc.; según especialistas suecos y alemanes y por mi propia experiencia, en los años que llevo trabajando en estos problemas he

comprobado que cualquier compuesto de magnesio de los citados logra deshacer los cálculos de oxalato y fosfato cálcicos. Lo que sí puede suceder es que, si estos son grandes, al disminuir su tamaño se muevan y al llegar a un sitio estrecho, el uréter, provoque el «ataque de piedra», pero, ¡ojo!, no porque los ha formado, sino porque los ha disuelto, y al disminuir su tamaño se han empezado a eliminar.

Ahora bien, cuando una persona tiene una infección renal —no en la vejiga sino en el riñón—, conviene curar esta antes de empezar a tomar magnesio, pues hay bacterias que pueden descomponer la urea con formación de amoníaco, y este con el magnesio podría formar cálculos de fosfato-amónico-magnésico. Esta posibilidad es rara, pero ante una infección de riñón presente, yo espero a que desaparezca para empezar a dar magnesio.

En cambio, en las cistitis es el tratamiento ideal —la recomendación de sales magnésicas—, que yo suelo acompañar con tisanas de tomillo y orégano o gayuba.

¿Todos los compuestos de magnesio son igualmente eficaces?

Sí, todos los compuestos iónicos magnésicos que encuentre en farmacias y tiendas de régimen son eficaces para corregir las deficiencias de este elemento, porque lo que actúa en realidad es el ión Mg^{++}, el cual tiene necesariamente que ir unido a otra parte con carga negativa, o anión, formando así un conjunto neutro.

De modo que, en cuanto a la acción ejercida por el magnesio, da lo mismo tomar cloruro, carbonato, óxido, lactato, etc. Y además todos estos compuestos al llegar al estómago, por la acción del ácido clorhídrico que hay en el mismo, quedan convertidos precisamente en cloruro magnésico. En cambio, los quelatos deben destruirse para liberar el magnesio, que es su átomo central y son menos eficaces. Tampoco se recomiendan los preparados que llevan bromuro.

Tenemos aquí descrito el mecanismo por el cual se pueden inducir mutaciones en las réplicas del ADN y, en consecuencia, originarse células mutantes que pueden originar cánceres.

El saber con toda exactitud cómo se replica el ADN para formar células hijas nos está permitiendo conocer los agentes cancerígenos más característicos, y entre ellos se encuentra el bromo, que por eso se ha prohibido en los vinos y otros alimentos, luego no lo vamos a tomar voluntariamente.

También les presentarán formas sofisticadas y, en consecuencia, caras de tomar magnesio, pero el efecto que producen es el mismo. Varios laboratorios farmacéuticos se han dirigido a mí para que colabore en la fabricación de un producto magnésico y presentarlo a la clase médica. Yo les he repetido siempre lo que han leído ustedes: cualquier compuesto magnesiano de los que he citado es igualmente eficaz y, en consecuencia, válido para el tratamiento de las deficiencias de magnesio.

Además, otra prueba de que el magnesio se asimila, sea cual sea el compuesto que lo lleve —mientras sea soluble—, es que cuando se tomaba únicamente con los alimentos, pues el aporte que hacían estos era suficiente, lo asimilábamos en la forma y composición en que estos lo suministraban, es decir, en forma de cloruro, carbonato, ascorbato, citrato, aspartato, malato, succinato, etc.

Leerán a veces que las sales de magnesio tienen una «acción catártica». Eso quiere decir que son algo laxantes, lo cual es favorable, aproximadamente, en un 60 por 100 de las mujeres, y para contrarrestar esta acción laxante se comienzan a tomar poco a poco; empezando con cantidades muy pequeñas en medio de las comidas, y aumentando la dosis muy paulatinamente, se elimina este inconveniente. También, y en el caso de temer que el magnesio suelte el vientre, se pueden tomar infusiones astringentes como el té o la de cascarilla de cacao.

Otra solución a este problema es tomar *lactado de magnesio en polvo,* empezando poco a poco y llegando a tomar una cucharilla dos o tres veces al día mezclado con cualquier alimento.

En la actualidad hay una nueva presentación en la que se ofrece *colágeno con magnesio y vitamina C,* que es la ideal para tomar en el desayuno y también en la cena, sobre todo en la de aquellas personas (como muchas señoras) que la hacen muy ligera. Este preparado les ofrece precisamente la proteína de los cartílagos, tendones, huesos, y que también se encuentra en otros tejidos como vasos sanguíneos, encías y dientes.

Asimismo, tenemos experiencia con personas que han obtenido una llamativa mejoría en uñas y cabellos, y digo llamativa porque es más rápida que en los problemas del esqueleto; este mejora, seguro, pero más lentamente que otros tejidos que tienen un *turnover* más rápido.

Por eso, el tratamiento es para siempre; insisto, porque hay personas que me dicen que, como se curaron, volvieron a sus antiguos desayunos y a cenar poco. En esos casos les faltan los materiales con los que se repara el desgaste del esqueleto, y como hemos visto que se dan con mucha frecuencia, hemos creado estos comprimidos que, además del magnesio, les ofrecen la proteína que justamente necesitan los huesos.

También tenemos colágeno en la piel, debajo de la capa más externa, y, evidentemente, su cutis también se va a beneficiar de que todo su organismo pueda fabricar esta proteína.

4
Modelo de dieta
para corregir la artrosis

Tanta importancia como el magnesio tienen las proteínas, la vitamina C y el fósforo; por ello, ha de procurarse que a lo largo del día no falten este tipo de alimentos, y muy especialmente en el desayuno, que, por ser la primera comida del día y la que realizamos después de ocho, nueve o diez horas de ayuno, tiene una importancia fundamental en la corrección de la artrosis.

España es un país —acostumbro yo a decir— que también en eso es diferente, pues, entre los que conozco, es en el que se come más tarde y, sin embargo, en el que peor se desayuna.

Un cafetito con o sin leche..., una pasta, bollo o cuatro galletas..., y los que toman pan con mantequilla y mermelada acostumbran a decirme que hacen un desayuno «muy completo». Bien, respondo, ¿y dónde están las proteínas? ¿Y dónde la vitamina C? Porque si usted necesita proteínas y frutas crudas, no me sirve el que se tome tanto pan con mermelada, pues son almidón y azúcar —es decir, hidratos de carbono—, ni aunque le añada mantequilla, que es una grasa.

Recordando los alimentos ricos en proteínas que he citado en otro capítulo, sugiero un desayuno a base de un huevo y una loncha de jamón sin grasa; pan —preferentemente integral—, fruta o zumo de naranja u otro cítrico o tomate y el café con leche o té.

Si se tiene colesterol, se sustituye el huevo por otra loncha de jamón o unos 40 gramos de un queso descremado seco u 80 gramos de fresco obtenido con leche desnatada.

Cuando el desayuno está muy separado de la comida, como ocurre en aquellas personas que lo toman a las ocho y luego comen a las tres, a eso de las once se deben tomar unas almendras, unas avellanas o un pequeño bocadillo de un queso poco graso o del descremado, que se encuentra en porciones y que es tan sencillo de guardar en un cajón de la mesa del despacho, y tan fácil de comer, aunque sea sin pan, cuando llega esa hora y se siente un agujero en el estómago.

La comida del mediodía, que en España hay personas que la toman a las tres y media de la tarde —entre otros, todos los empleados de la Banca y afines—, resultará así la tercera ingesta de alimento del día, y podrá pasarse con una dieta correcta que esté, a la vez, de acuerdo con los requerimientos de proteínas y vitaminas para fabricar cartílago y que no resulte excesiva, para no engordar.

El peso excedente sobrecarga el esqueleto, y es muy perjudicial cuando las zonas más deterioradas son la región lumbar, las caderas, las rodillas y los pies.

En efecto, los músculos, que, como unas bandas, sostienen el abdomen y se insertan detrás, al nivel de la cintura, cuando este se hace voluminoso y en los embarazos, empujan la región lumbar hacia dentro, y entonces es fácil que se produzcan pinzamientos que conducen a dolores en la zona o que afectan al nervio ciático y bajan por las piernas.

De modo que debemos hacer un buen desayuno —seleccionando los alimentos que sirven para la regeneración de los cartílagos y desechando los que engordan—, para trabajar con eficacia, para tener los elementos necesarios con que nuestro organismo puede fabricar proteínas a lo largo de la mañana, y para llegar a la hora en la que en nuestro país es la comida principal del día sin hambre excesiva; así, con un apetito moderado, podremos comer con discreción de los alimentos que engordan más, como el arroz, las pastas tipo italiano, las patatas..., consiguiendo adelgazar si es necesario, o mantenernos en nuestro peso, si este ya es el óptimo para nuestra constitución.

Ahora bien, debido a lo que he repetido tantas veces, la necesidad de tomar proteínas, no podemos saltarnos el plato de carne o pescado, que acostumbra a ser el segundo que se come.

A veces me encuentro con mujeres relativamente jóvenes con un esqueleto extraordinariamente envejecido; al pedirles que me expliquen cuál es su dieta, suelo escuchar algo parecido a: «Mire, como me gusta mucho la verdura y la ensalada, a veces me salto el plato de carne», o bien: «He oído decir tantas cosas de la carne..., que si no es buena para "el dolor", que si produce ácido úrico, que si lleva hormonas..., que he dejado de tomarla; se la doy a mi marido y a mis hijos, pero yo no la como».

Lo de las hormonas, hasta ahora, es cierto —supongo que se pondrá remedio a ello en todos los países—, pero entonces esas personas que tienen miedo a los aditivos de los piensos, que coman vacuno mayor, es decir, carne de vaca o de buey que, generalmente, se alimentan con pastos, o cordero, que lo corriente es que mamen de la oveja y coman hierba, o, de lo contrario, que lo resuelvan tomando pescado o bacalao.

Les recuerdo de nuevo que, aunque se tenga colesterol, pueden tomarse tranquilamente sardinas, anchoas, besugo, bacalao..., incluso fritos o con salsa preparada con aceites muy líquidos.

De modo que, resumiendo, si hay tendencia a engordar, preferiremos un primer plato de verduras o ensaladas y luego tomaremos unos 120 gramos de carne, para una personas de talla media; si se es alto, debe aumentarse esa cantidad o en épocas de crecimiento rápido de los adolescentes. Como debemos comer alimentos que nos provean de la vitamina C, hemos de tomar también algo crudo, ya sea ensalada o fruta, prefiriendo cítricos, kiwis o fresas.

Conviene merendar; aquí puede hacerse un tentempié al gusto con un yogur y fruta, o unos frutos secos con una rodaja de pan integral y un vaso de leche o un té... y llegamos a la cena.

En la última comida del día debemos pensar en no tomar muchas féculas, puesto que nos engordarían, y dado que nuestro cuerpo utiliza estas en la obtención de energía para realizar la contracción muscular, después de la cena lo normal es que vayamos a reposar, bien sea leyendo o viendo la tele o conversando y después nos vayamos a acostar, es muy importante que esta comida de la noche sea a base de verduras o puré de verduras y unos 150 gramos de pescado, que son las proteínas que consideramos necesarias para la reparación de los tejidos y la fabricación de hormonas, enzimas y anticuerpos de una persona de talla media.

Si se trata de un joven en periodo de crecimiento, las necesidades de alimentos proteicos se acrecientan y entonces se les dará dos huevos en el desayuno y, como suelo decir a las madres, «déjelos que coman lo que les apetezca, al fin y al cabo todavía conservamos algo del instinto que nos guía a tomar determinados alimentos».

Yo recuerdo que, cuando tenía una deficiencia severa de magnesio, andaba siempre tras el chocolate, y cuanto más negro mejor, también las almendras y las legumbres, que eran mi primer plato favorito.

También ha habido épocas en las que me apetecían extraordinariamente las sardinas en aceite, que son ricas en vitaminas A y D.

Por ello, cuando los jóvenes crecen, suelo aconsejar a las madres que les permitan comer lo que quieran, siempre que ello no les haga daño, naturalmente.

Si la persona es muy alta, también deben aumentarse los alimentos proteicos, pues su gasto es mayor, y asimismo en los embarazos, lactancia y después de una operación o de haber sufrido quemaduras.

Anoten que ya en el desayuno recomiendo que se tome una fruta o zumo de naranja —es lo mismo de limón o pomelo—, para tener ya desde por la mañana un aporte adecuado de vitamina C.

La cantidad de magnesio a tomar depende de que su carencia sea grave, mediana o ligera. A estos tres estadios de carencia corresponden tres, dos y un gramo diarios de cloruro magnésico cristalizado, que se deben tomar en dos o tres veces a lo largo del día. Traducido en comprimidos, serían seis, cuatro y dos, que deben repartirse en las comidas.

La cantidad de tres gramos de cloruro cristalizado se corresponden, aproximadamente, a dos de cloruro desecado —en polvo— y también a unos dos gramos de carbonato de este elemento, o a cuatro o cinco gramos de lactato en polvo o seis comprimidos del mismo como en todos los casos, repartidos a lo largo de las tomas de alimento diarios. En la actualidad también los pueden encontrar, con mi marca *Carbonato de magnesio*, en comprimidos, de los cuales tomarán uno, dos o tres veces al día. Es decir, un comprimido de carbonato equivale a dos de cloruro o dos de lactato. Cuando faltan el huevo o el jamón del desayuno y se come poco pescado en la cena, es preferible tomar dos o tres comprimidos de *colágeno con magnesio*, respectivamente.

Una carencia severa de magnesio provoca manifestaciones tales como espasmos, rigidez en los músculos, calambres, hormigueos, sensación de que se duermen las extremidades, o taquicardias y sensación de opresión en el pecho.

Otras manifestaciones de un déficit notable son el sentir como un nervio que se «dispara» en los párpados, tristeza, depresión, angustia, ver «todo negro», cansancio —incluso al despertarse—. Es corriente en las personas con falta de magnesio la frase «Me levanto peor y más cansada que cuando me acosté»; recuerdo que yo decía «Parece que por la noche me han dado una paliza», pues por las mañanas estaba más rígida y dolorida que cuando hacia algún trabajo suave por las tardes. Y si piensan que, cuando nos levantamos, hace ocho, nueve o diez horas que no hemos tomado alimentos, o sea desde la cena, y como esta a veces es escasa y más bien a base de verduras y frutas, que son pobres en magnesio y ricas en potasio, entienden por qué precisamente por las mañanas y de madrugada es cuando uno se encuentra peor y padece los calambres más frecuentemente.

Los cálculos de oxalato y fosfato cálcico, uñas que se exfolian y parten y las caídas anormales de cabellos, son también debidos a una deficiencia de magnesio en muchos casos, aunque en la actualidad también pueden ser consecuencia del exceso de calcio que se está tomando.

Cuando un hombre se va quedando calvo paulatinamente, y más si su padre ya lo era, suelo decir que el remedio es comprarse una boina. Pero cuando los cabellos caen a mechones, hay que observar si se está pasando una época con un fuerte estrés o cualquier preocupación o un trabajo superior al normal, y entonces estas caídas anormales de cabello se arreglan tomando magnesio y alimentándose correctamente.

Yo recuerdo que cuando tenía que pasar exámenes, que a mí me preocupaban mucho, y estudiaba, me atrevo a decir que en exceso y durante todo el curso había épocas en que casi me daba miedo pasarme el peine, pues sabía que este quedaría lleno de cabellos.

Otros motivos de caídas anormales del pelo pueden ser la falta de hierro, muy fácil de comprobar mediante un análisis, o presumible en las personas con tendencia a la anemia, y también la falta de yodo que pueden padecer las personas que no comen alimentos que provienen del mar, ya que antes, a excepción de los terrenos magmáticos, casi todos los suelos de origen sedimentario estaban suficientemente provistos de yodo. En la actualidad, en cambio, y debido al abonado químico que se practica corrientemente, los terrenos de labor se están empobreciendo también en este elemento.

En estos casos pueden tomarse algas en comprimidos y se solucionarán estas deficiencias minerales.

Conviene advertir, llegados a este punto, que aunque casi todos los alimentos, a excepción de las verduras y frutas, contienen fósforo, conviene tomar, cuando no se comen muchos huevos, sesos, vísceras y mariscos, *lecitina de soja,* que se puede encontrar líquida, en cápsulas y también granulada, y que es el alimento natural que existe más rico en fósforo y que, además de ser perfectamente asimilable, favorece la digestión de las grasas, ayudando a la vesícula en su disgregación en gotas finísimas y después en la sangre, por la cualidad de emulsionante que posee, deshaciendo los grumos de grasa-colesterol.

Son ricos en fósforo, entre los alimentos corrientes, los quesos, la leche descremada en polvo, los mariscos, pescado, huevos, sesos, hígado, carnes y semillas tales como las almendras, avellanas, nueces, cacahuetes, piñones, las legumbres, el germen de trigo y de otros cereales.

Estudios realizados por médicos franceses y norteamericanos han demostrado que las descargas de noradrenalina provocan una pérdida de fósforo y magnesio en la orina. Por ello, cualquier preocupación, o el estudio y trabajo excesivos, conducen al que llamamos «déficit secundario de magnesio», ya que el déficit primario proviene de que la dieta actual es pobre en este elemento, como también se ha demostrado en estudios realizados en Francia y otros países.

Los estrógenos —hormonas femeninas—, sean de origen endógeno —es decir, fabricados por el propio cuerpo—, o bien de procedencia externa, tal es el caso de «la píldora», ya sean los anticonceptivos orales o bien la terapia hormonal de sustitución que ahora se da en la menopausia, también conducen a una pérdida de magnesio en la orina.

Como el magnesio tiene cualidades antitrombóticas, es posible que el déficit magnesiano, producido por los estrógenos, sea la causa de la tendencia a formar trombos por las mujeres que toman anticonceptivos orales. Según tengo entendido, en Francia hay ya médicos que, cuando aconsejan «la píldora», recomiendan tomar un suplemento de magnesio.

Cuando una persona tiene una ingestión menor de la correcta, o, debido a las causas anteriormente comentadas, tiene una pérdida secundaria de magnesio, «tira» de sus reservas que se encuentran en el periostio de los huesos, y queda claro, al explicar este hecho, que a los trastornos producidos por un déficit ocasional o ya permanente de este elemento, sigan los problemas de envejecimiento prematuro del sistema esquelético, con la aparición de la artrosis y los otros procesos degenerativos que le acompañan.

Por eso es tan corriente el inicio de las manifestaciones artrósicas en las mujeres después de los embarazos, ya que gastan sus reservas en beneficio de la formación de tejidos y esqueleto del hijo, cuando llevan cierto tiempo tomando anticonceptivos orales, en la menopausia y después de épocas de estrés tales como la atención a un enfermo grave, etc.

En otras ocasiones, la artrosis aparece después de una operación o a continuación de una enfermedad, ya que, como en los casos anteriores, se han gastado las reservas de este mineral almacenadas en el periostio y queda retrasada la fabricación de cartílago —que es un tejido de sostén y, en consecuencia, no es vital su desgaste—; es decir, su deterioro no compromete la vida del individuo.

El magnesio en los tejidos del hombre

Los 23-24 gramos de magnesio que hay en el cuerpo humano se reparten del siguiente modo: un 1 por 100 en los líquidos corporales y un 99 por 100 en los tejidos, siendo este elemento, después del potasio, el segundo catión intracelular. De este 99 por 100 el reparto se hace alrededor de un 70 por 100 para el esqueleto y un 30 por 100 en los músculos, tejido nervioso y vísceras.

75

Aún sabemos más; en el II Simposio Mundial sobre el Magnesio, celebrado en el año 1976 en Canadá, en una ponencia presentada sobre el reparto de ciertos elementos minerales en los tejidos del hombre, la doctora E. M. Carlisle, de la Universidad de California, nos explicó que es en el periostio —o sea, la membrana que recubre los huesos y que fabrica las proteínas óseas de los cartílagos y del líquido sinovial— donde hay la mayor concentración de magnesio.

Como ven, todos estos datos conducen a lo que he explicado al principio de este trabajo. La artrosis es un problema originado por un retraso en la formación de proteínas en relación con el desgaste, en el *turnover* del esqueleto, y puede ser debido: 1) a que faltan proteínas en la dieta; 2) a que falta vitamina C, y 3) a la deficiencia de magnesio que se ha generalizado, porque sus causas han pasado inadvertidas para los médicos, ya que tienen un origen que se les ha escapado en sus estudios, pues, fundamentalmente, este déficit es debido al abonado que los agricultores practican corrientemente, asesorados por los distintos organismos agrícolas.

Como antes se creía que las plantas utilizaban el magnesio para fabricar la clorofila, mientras estas presentaban un brillante color verde no se pensaba en una posible carencia de este elemento en los cultivos.

Es reciente también el conocimiento que tenemos de que solo un 2 por 100 aproximadamente del magnesio tomado al suelo se utiliza en la formación de clorofila y que, en consecuencia, incluso presentando un magnífico color verde, los cultivos pueden tener una carencia oculta de este elemento.

También es corriente creer —y yo lo he leído en tratados de medicina— «que el magnesio se encuentra principalmente en las partes verdes del vegetal», creencia que era consecuencia de la idea errónea de que las plantas utilizaban fundamentalmente el magnesio para fabricar la clorofila.

No, el elemento a que estoy haciendo referencia se encuentra principalmente en las semillas, y por ello los alimentos más ricos en este elemento son siempre semillas.

Cacao, almendras, avellanas, soja, legumbres y cereales completos.

Las personas acostumbradas a estudiar y las que tienen una rápida comprensión, al llegar a este punto quizá encuentran que insisto excesivamente en el tema. Pero la experiencia —ya de años— me ha demostrado que es tan nuevo lo que explico, que es tan distinto de lo que se ha dicho hasta ahora, de que pilla tan desprevenidos a los especialistas en el tema, y que a pesar de que lo estoy diciendo hace décadas, todavía hay mucha gente que no quiere pararse a pensar en eso. Por todo ello, considero que, en beneficio de tantos y tantos sufrimientos como pueden evitarse, vale la pena insistir, aunque mi escrito sea demasiado reiterativo y su estilo literario se resienta en consecuencia.

En el fondo, esto que digo es tan fácil, tan barato, tan sencillo..., que hay personas que no pueden creer que algo que trae de cabeza a los especialistas de todo el mundo y a los gobiernos, por las repercusiones económicas que conllevan los tratamientos —muy caros— y las invalideces a que conduce el problema, sea consecuencia de algo en apariencia tan simple como la falta de magnesio.

Y otros..., los que han probado y han comprobado sus resultados, me dicen: «Señora, usted dio con el "huevo de Colón"». Seguro que casi todos conocen la historia, o leyenda, a la que me refiero.

A la vuelta de su viaje, había personas que murmuraban que el haber llegado a las «Indias» viajando hacia Occidente no tenía tanta importancia y que el hecho no suponía ningún mérito, etc.

En una reunión a la que asistían los que habían estado quitando importancia a su viaje, Colón puso un huevo sobre la mesa y retó a los presentes a que consiguieran ponerlo vertical. Algunos lo probaron y otros desistieron sin tan siquiera intentarlo; entonces Colón tomó el huevo y, cascándolo un poco al apoyarlo con fuerza sobre la mesa, logró que quedara derecho.

Mis estudios, más tarde mis trabajos sobre la artrosis y, afortunadamente, mis éxitos en el tratamiento de la misma, son la consecuencia de un punto de partida distinto del que se acostumbraba a tomar hasta ahora. Yo pienso en química, porque mi formación básica y fundamental es esta ciencia. He dedicado los últimos años de mi vida al estudio de la bioquímica y la biología molecular, y he tenido la suerte de que, como durante bastantes años dediqué mi trabajo a una finca propiedad de mi marido, estudié durante más de siete años agricultura, abonado y nutrición animal; luego me dediqué a la dietética, después de haber sido profesora de Ciencias Naturales en un instituto de Enseñanza Media.

La dinámica de estudiar distintas disciplinas científicas ha sido lo que, dándome una base más enciclopédica que de especialista en un principio, me puso en condiciones de poder conciliar conocimientos interdisciplinarios y llegar a las conclusiones que les he expuesto a ustedes.

Y es que lo que la mayoría de las veces supone una gran ventaja —la gran especialización de los médicos y los científicos de hoy en día— puede conducir a cierta falta de relación entre algunos hechos y sus resultados, porque muchísimas personas están «encajonadas o encasilladas» en su especialidad y están abrumadas por la cantidad de datos y conocimientos que, como una cascada, en revistas, trabajos y anuncios les llegan a diario a sus mesas de trabajo, hasta el punto de que si apenas pueden echar un vistazo sobre toda la documentación que en relación con su especialidad les llega, ¿cómo van a ponerse a estudiar lo que los agricultores estamos haciendo en los suelos?

Por esta razón el problema es más grave, porque si una persona se quiere informar sobre el tema y selecciona un libro de abonado, leerá que casi todos los suelos son ricos en magnesio y que «este elemento se devuelve a los terrenos con los estiércoles».

Y si luego quiere informarse y busca un libro de nutrición, yo tengo, entre otros, tres muy importantes y representativos de otros tantos países: uno alemán, otro norteamericano y una enciclopedia —y reciente— francesa. En ellos se afirma que «con una dieta equilibrada las necesidades diarias de magnesio están ampliamente cubiertas».

Y repito que eso ya no es verdad, que ha dejado de serlo hace relativamente pocos años, y como la gente que escribe un libro lo hace basándose en datos que le suministran tratados escritos anteriormente, van pasándose «la bola», y ahora lo que dicen en relación con este elemento afirmo que no es cierto.

Además, en la actualidad se ha sumado una cuarta causa que puede influir en la deficiencia de formación de proteínas, y es que cada vez estamos tomando menos fósforo en la dieta porque, debido a los problemas que en otro capítulo apunté, se consumen menos huevos, sesos, vísceras, y, en consecuencia, las personas que me dicen que tienen una alimentación «limpia» están tomando poca *lecitina,* lo que puede corregirse muy bien con la *lecitina de soja.*

Cuando se tomaban suplementos de fósforo, digamos «libre», que los que hemos estudiado hace años recordamos nos daban para mejora la memoria, hoy no se recomiendan, pues los fosfatos forman sales insolubles con el calcio y compuestos complejos con el hierro, por lo que al no ser absorbidos se pierden con las heces.

Sabemos que la mejor manera de tomar fósforo es en la *lecitina*, pero siendo esta más abundante en los alimentos ricos en colesterol (sesos, yemas y vísceras), hoy compensamos la disminución de estos alimentos en la dieta de muchas personas tomando suplementos de *lecitina de soja.*

5
El arsenal defensivo
del organismo

La defensa de los animales superiores contra los cuerpos extraños a su organismo —bacterias, virus, proteínas, células mutantes— está basada en la llamada respuesta inmune, que cuenta con la ayuda de ciertos glóbulos blancos, más sustancias proteicas que se encuentran en el suero sanguíneo, llamadas anticuerpos o inmunoglobulinas, y unas proteínas llamadas antígenos del sistema HLA (*human linfocite antigen*, en inglés), que se llaman también antígenos de histocompatibilidad.

Está asegurada por cierto tipo de células, glóbulos blancos que en número de un billón aproximadamente (10^{12}) se encuentran en todos los tejidos y circulan en su mayor parte con la sangre. Este es el caso de los llamados neutrófilos, los eosinófilos y los macrófagos, cuya función esencial es la *fagocitosis*, es decir, la ingestión y digestión de los cuerpos extraños. Pero las células defensivas más numerosas son los linfocitos, pequeños glóbulos blancos producidos en la médula ósea y presentes en la sangre, en la linfa y en los tejidos linfoides (ganglios, linfáticos, timo, bazo, etc.).

Los linfocitos se dividieron en dos grandes categorías. Los linfocitos B provienen directamente de la médula ósea (su nombre deriva de *bone*, hueso en inglés) y su función es fabricar anticuerpos.

Los linfocitos T se denominan así porque después de su formación en la médula ósea pasan por el timo, que es un órgano situado en la base inferior del cuello. Se ha llamado al timo «la escuela de los linfocitos», porque es en este órgano, y bajo la influencia de las hormonas tímicas, como los linfocitos T se diferencian y adquieren su especialización. Las funciones de estos glóbulos blancos son múltiples. Algunos sirven de «memoria» y ayudan al reconocimiento de un enemigo con el que se había tenido un encuentro precedente, otros envían «mensajes químicos» para atraer a los macrófagos a los lugares de invasión, y hay una clase entre ellos que matan directamente a las células extrañas gracias a su poderoso arsenal químico.

Recientemente se han descubierto otras células linfoides que tienen también una actividad destructora: son las células K (de *killer*, en inglés, asesino), que eliminan a sus presas con ayuda de anticuerpos, y además los linfocitos NK (*natural killer*), que actúan de manera no específica, sin la actividad de anticuerpos y que, sin duda, están implicadas en la defensa del organismo contra las células anormales de tipo mutante que pueden originar cánceres. Esta última función se denomina *vigilancia inmunitaria*.

El cuerpo humano del adulto dispone de varios trillones de moléculas de inmunoglobulinas (o anticuerpos) que circulan en los humores del cuerpo, la sangre y la linfa. Estas sustancias, que son proteínas, son de dos tipos: los específicos y los no específicos.

Los factores humorales específicos

Son esencialmente los anticuerpos circulantes; estos son proteínas especializadas secretadas por ciertos linfocitos y capaces de combinarse químicamente con los antígenos, que son las sustancias extrañas al organismo (antes llamadas toxinas).

Los anticuerpos pertenecen todos a la familia proteica de las gammaglobulinas, también llamadas inmunoglobulinas. Estas proteínas están formadas por cuatro cadenas peptídicas: dos pesadas de peso molecular 50.000 y dos ligeras iguales de peso molecular 25.000. Hay distintos tipos de anticuerpos y su papel es triple, pues, en efecto, *a)* identifican el antígeno hacia el cual son específicos, *b)* activan los factores humorales no específicos llamados «complemento», y *c)* tienen una acción de neutralización directa sobre las toxinas bacterianas y ciertos componentes de los virus.

Son un grupo de 11 proteínas del plasma sanguíneo, conocido por el nombre de «complemento», el cual no tiene una acción específica con tal o cual antígeno, pero que entra en «zafarrancho de combate» cuando un anticuerpo ha identificado un antígeno. De hecho, lo que ocurre es que los componentes del complemento solo atacan cuando los antígenos llevan un anticuerpo unido a ellos; por eso se dice que el anticuerpo «fija» el complemento sobre el antígeno. Así pues, cada proteína tiene un papel muy definido, y se desencadena un ciclo de reacciones que conducen a la perforación de la cubierta externa del invasor y, acribillado de agujeros, el microbio muere.

Estos tipos de defensa del organismo, ya mencionados, están regidos por un grupo de genes situados sobre el cromosoma 6. Esta dotación genética define en cierto modo la identidad inmunológica de cada individuo, es decir, su capacidad de resistir a los agentes infecciosos. Siendo un patrimonio genético, es decir, siendo herencia de nuestros padres, esta capacidad es variable de un individuo a otro.

Existen en la superficie de todas las células del organismo, salvo en los glóbulos rojos, unas moléculas proteicas que son para una persona tan específicas como sus huellas digitales, pues son idénticas para todas las células de un individuo, pero variables de una persona a otra. Estas proteínas constituyen «los antígenos del sistema HLA», llamadas así porque se pusieron en evidencia por vez primera en la membrana de los leucocitos.

Estos antígenos, llamados también de histocompatibilidad (compatibilidad de los tejidos), son los que determinan la aceptación o el rechazo de un injerto y también la destrucción de células mutantes que pueden originar cánceres.

Los genes que codifican el sistema HLA son también los que regulan las interacciones entre los linfocitos B, linfocitos T y macrófagos, y también se encuentran en un fragmento del cromosoma 6, el cual tiene como misión codificar las sustancias por las cuales se reconocen todas las células de un mismo organismo y reconocen otras células como extrañas.

Numerosas enfermedades son el resultado de deficiencias o de un funcionamiento anormal del sistema inmunitario, y pueden ser de origen genético, adquiridas, o provocadas por drogas o medicamentos, en todas las edades. En las enfermedades autoinmunes son las células del mismo organismo que se atacan, y aunque las causas la mayor parte de las veces son desconocidas, se cree que en algunos casos el problema es de origen medicamentoso.

Algunos tipos de reumatismos pertenecen a las denominadas *inmunopatologías*, o enfermedades autoinmunes.

Lo que sabemos también, además de lo expuesto, es que el envejecimiento se acompaña de un declive inmunitario concerniente, especialmente a las células T. Son estos fallos en la respuesta inmune del organismo el origen del acrecentamiento de la sensibilidad de las personas de edad a las enfermedades.

Pues bien, si he explicado en este lugar con cierto detalle los conocimientos que tenemos sobre los sistemas defensivos de nuestro cuerpo, es para que se hayan hecho el cargo de que absolutamente todos son proteínas: las células o glóbulos blancos, los anticuerpos y los antígenos de histocompatibilidad.

Por ello, lo que es necesario en la formación de tejidos y cartílagos por nuestro organismo —proteínas y magnesio— les recuerdo que es absolutamente imprescindible en la formación de anticuerpos. Es debido a esta causa el hecho de la mayor vulnerabilidad frente a las infecciones, que muy frecuentemente se manifiesta en las personas con una artrosis acusada.

Como, por otra parte, los enzimas (antes llamados *fermentos digestivos*) también son proteínas, queda aclarado el hecho, a su vez, de la «formación de gases» y sensación de plenitud después de las comidas; al no poder fabricar esas proteínas en las cantidades debidas, la digestión no es completa, parte de los alimentos fermentan y producen los gases que originan la inflamación del vientre.

Y eso se suma además a los espasmos, que, debido a los problemas de repolarización de las fibras nerviosas y las células musculares, origina una deficiencia de magnesio.

Descalcificación

Uno de los trabajos presentados en el II Simposio Mundial sobre el Magnesio, debido a Bodell, J. Jowsey y Armand, de la Clínica Mayo de Rochester, Minnesota, explica que es conocido hace tiempo el hecho de que una hipomagnesemia conduce a una hipocalcemia en el esqueleto. Esta deficiencia de calcio secundaria se había detectado en el hombre y luego se había inducido en varias clases de animales, entre ellos cachorros de perros.

También se presentó una ponencia por Bunce y King, de Blaksburg, Va., Estados Unidos, en la que se explica que proporcionando a un grupo de ratas una alimentación baja en magnesio, aparecieron en los riñones de los animales concreciones de fosfato cálcico y sustancias orgánicas no separables por diálisis.

En otro aspecto de la cuestión, o sea, la disgregación y disolución de concreciones cálcicas y cálculos de oxalato por la acción de compuestos de magnesio, se presentaron hace muchos años las esclarecedoras y rigurosas ponencias del doctor Rapado, de Madrid, que citana tres casos de hipomagnesemia asociada a nefrocalcinosis en los dos riñones con exceso de calcio en la orina. Dos de estos pacientes, además, tenían accesos de tetania y raquitismo.

Todos estos procesos patológicos volvieron a la normalidad con una terapia magnesiana y sin suplementos de vitamina D.

El tercer paciente tratado tenía hipertensión arterial con trastornos del metabolismo cálcico en el esqueleto.

Este médico explica que la hipomagnesemia debe ser tenida en cuenta cuando hay una calcificación de los riñones.

Los doctores Thomas, Desgrez y Monsanjeon, del Hospital Cochin de París, presentaron hace tiempo un trabajo sobre la acción del acetato de magnesio como agente inhibidor de la formación de cálculos de oxalato cálcico y la disolución de los ya existentes*.

En aquel simposio, y en otros congresos y mesas redondas celebrados después, se han presentado muchísimos trabajos que relacionan la deficiencia de magnesio con la descalcificación del esqueleto y con trastornos en el metabolismo de calcio, que conducen a pérdidas de este catión en la orina y calcificaciones de los riñones, de los cartílagos (o condrocalcinosis), de las arterias, y yo traté un caso espectacular, que explicaré en otro capítulo, en el que referiré problemas tratados a lo largo de mi trabajo como dietista, en el cual una señora relativamente joven (unos cuarenta años), que debía

---

* Ya he explicado en otras ocasiones que sabemos que pueden ser también otros compuestos de magnesio, como el cloruro, carbonato, lactato, etc.

Estos médicos franceses resumen su ponencia explicando que con la administración de 300 miligramos o más al día en el hombre, no solamente se ha tenido un efecto estabilizador en la litiasis oxálica, sino que además se consiguió la total o parcial desaparición de las piedras en determinados casos. Estos resultados fueron confirmados por sucesivos exámenes con rayos X.

morir ahogada a causa de una calcificación casi total de los pulmones, recuperó la ventilación de los mismos al cabo de diez meses de tratamiento con cloruro magnésico. Casi todas las personas que han venido a verme con problemas de descalcificación del esqueleto, o tenían una deficiencia severa de magnesio o padecían un deficiencia crónica ya antigua.

Además, modernamente, y coincidiendo con la obsesión por adelgazar, el descubrimiento del papel del colesterol y los triglicéridos en la arteriosclerosis y trastornos circulatorios, se ha llegado a una eliminación casi total de las grasas animales en la dieta, a lo que además han contribuido los lácteos descremados. Ello conlleva una disminución de la ingesta de vitaminas A y D, y la D, precisamente, es necesaria para la absorción y correcto metabolismo del calcio; pero esto puede muy bien solucionarse con la ingestión de *aceite de hígado de bacalao,* que ahora pueden encontrar en perlas, lo que les ahorra su mal sabor. Cuando en verano las mujeres van a la playa a tomar el sol, por la acción de los rayos solares pueden fabricarla en la piel —precisamente a partir del 7-dehidrocolesterol—, pero en cuanto se bajen las mangas y se pongan medias, tomen dos o tres perlas diarias de este aceite y así compensarán la falta de estas vitaminas.

Origen de los trastornos artrósicos

En lo que he ido explicando hasta aquí han podido ustedes comprender que la artrosis es consecuencia de una falta de proteínas, de vitamina C, de magnesio o de fósforo en la dieta. En los casos que he visto he comprobado que cualquiera de estas circunstancias puede conducir al desgaste del cartílago y los otros problemas que lo acompañan, descalcificación y espondilosis.

La falta de proteínas es patente en las personas que toman café con un poco de leche, o un desayuno de frutas y luego hacen una cena que juzgan «muy sana», porque es a base de un plato de verduras, o de sopa, completado por otro plato de fruta.

En esta dieta, relativamente corriente entre personas de edad, o en otras más jóvenes que han oído decir que «la fruta y la verdura son muy sanas», faltan alimentos proteicos en el desayuno, que es la primera comida del día y sigue a un ayuno relativamente prolongado en algunos casos, los de aquellas personas que cenan pronto y le levantan tarde, lo cual es muy frecuente en individuos con una artrosis avanzada y en los ancianos.

Como además es muy corriente en nuestro país que la comida se haga a las dos de la tarde, ustedes mismos pueden sacar la conclusión de que esa manera de alimentarse es incorrecta.

Pero es que las cenas sin proteínas o con muy pocos prótidos también son frecuentes, bien sea en la circunstancia mencionada de los que han oído decir que cenar solo verdura o fruta es muy sano, o los que tienen temor a no dormir bien si la cena es «pesada», o en aquellos otros que, no queriendo comer carne, reservan el pescado o los huevos para el mediodía y se saltan el plato proteico de la cena, convencidos además de que están realizando «una buena acción».

Recuerdo, en relación con lo que estoy explicando, el caso de un señor de edad con una artrosis acusadísima que tenía el esqueleto casi totalmente descalcificado y extraordinariamente envejecido. Lo había sometido a una operación un cirujano de fama mundial que, además, era una extraordinaria persona y un benefactor de la humanidad. Cuando este médico falleció, mi paciente sufrió otra operación, realizada esta vez por un conocido discípulo del primer especialista en huesos. Luego vino a mí y yo le pedí que me explicara cuál era su alimentación diaria. La respuesta fue:

—Un cortado para desayunar, la comida la hago lo que es corriente en España, o sea, un primer plato y luego carne o pescado, seguido de fruta, y en la cena tengo mucho cuidado y solo tomo verdura y fruta.

—¿Cuál es su profesión? —le pregunté.

—Ingeniero —respondió.

—Entonces usted ha estudiado química y está en condiciones de entenderme, y le explicaré lo que puede originar la artrosis, y que los que me leen ya saben.

—¡Qué razón tiene usted! —me dijo—, y qué poca importancia le damos a la comida, cuando de esta depende el tener o no todos los alimentos necesarios para que nuestro metabolismo sea correcto.

Un caso parecido a este, en cierto modo, es el de un religioso que tenía artrosis y me explicó que, por su cuenta, había empezado a tomar magnesio, no habiendo notado ninguna mejoría, y, como parecía que le repugnaba, lo había dejado ya.

Contándome su historia, me explicó que hacía ya unos veinte años tenía dolores estando en el convento en España. Curiosamente, según él, se fue de misiones a un país sudamericano y desapareció completamente su artrosis, y a la vuelta a nuestro país, al cabo de un cierto tiempo, otra vez empezaron las manifestaciones dolorosas del desgaste de sus cartílagos.

—Explíqueme qué desayuna, come y cena en la actualidad.

—Un café con leche, una comida normal con carne, pollo o pescado y una cena muy ligera a base de sopa o verdura, y fruta detrás.

—¿Qué comía en Guatemala?

—Dos huevos con jamón y zumo para desayunar y pescado y frutas al mediodía y en la cena —fue su respuesta.

Como ya le había explicado lo que es la artrosis, le dije:

—Fíjese en la importancia de la dieta en la regeneración de los cartílagos; cuando vivía en Centroamérica y comía correctamente, usted mismo manifiesta que no padecía dolores;

cuando vino a España y empezó a desayunar mal y a cenar con una dieta incompleta, reapareció la artrosis.

Le enseñé a hacer tres comidas equilibradas y supongo que, al igual que cuando se fue a Guatemala y comía bien, se habrá repuesto.

A estas personas, para mentalizarlas de la necesidad de cenar de una manera correcta y equilibrada, suelo hacerles las siguientes consideraciones.

Mire, cuando usted está sentado, el peso de la cabeza y del cuerpo están gravitando sobre los cartílagos de su columna y también sobre los de las caderas. Cuando se pone de pie, además está aplastando los de las rodillas y los de los pies; durante el trabajo diario, está desgastando las articulaciones de los hombros, codos y manos, y precisamente cuando se acuesta, las «rodajas» de cartílago de su columna y las demás de su cuerpo, al dejar de pesar sobre ellas el mismo, están en la mejor posición mecánica para regenerarlas. Ahora bien, ello solo es posible si la sangre les lleva los materiales con los que se fabrica cartílago nuevo, es decir: proteínas, fósforo, magnesio y vitamina C.

En una cena a base de fruta toma esta vitamina; si yo le doy el magnesio que necesita, también tendrá la cantidad conveniente de este elemento, pero si no come alimentos proteicos, no recibe los aminoácidos, que son los eslabones de que están hechas las moléculas de colágeno; es decir, en una comparación burda, es como si en la construcción de un edificio, usted tuviera los planos y el cemento, pero le faltaran los ladrillos.

Otras veces, la falta de proteínas es debido a haber seguido durante dos o más años una dieta vegetariana mal planificada.

Son bastantes las personas que vienen a verme que sufren problemas de distintos tipos, generalmente manifestaciones de una deficiencia de magnesio, y, al empezar a seguir una dieta vegetariana, encontraban una notable mejoría. En efecto, entre los alimentos que predominan en este tipo de régimen se encuentran la soja, las almendras, avellanas y nueces, los cereales integrales, los dátiles, higos y otros frutos secos... Y como consecuencia de haber pasado —incluso sin ellos saberlo— a una dieta con alimentos más ricos en magnesio, les desaparecen muchos síntomas debidos a la deficiencia de este mineral. Mejora su estado general, se mitigan los dolores de la artrosis, por el hecho de fabricar más anticuerpos resisten mejor las infecciones como bronquitis y resfriados...

¿Y qué sucede después? Primero, que si la dieta no está bien planificada, van consumiendo sus reservas de proteínas; otras veces incluso parten de una dieta bien equilibrada con soja, huevos, quesos, frutos secos y mejoran. Pero cuando empiezan de nuevo con algún problema, creen que el régimen vegetariano «cuando más estricto mejor» y comienzan a suprimir los huevos, el queso, la leche y van orientando su alimentación cada vez más hacia los cereales, frutas y verduras.

Y entonces —y no necesito repetir por qué si han leído atentamente este libro— en ese régimen se han restringido extraordinariamente los aportes de proteínas, y al cabo de unos dos años de esa dieta incorrecta la degeneración de su esqueleto es extraordinaria; también es frecuente que presenten «morados» a causa de la fragilidad de sus vasos y que sufran infecciones con facilidad.

En estos casos, a veces me encuentro con el problema de que ciertas personas que han ido con determinados yoguis y gurús, o simplemente con «expertos de dietética» o «naturópatas» sin una base científica, que están tan en contra de la carne y del pescado como de las proteínas —sea cual fuere su origen—, que no puedo convencerlas de que deben tomar una dieta correcta.

Es muy corriente, además, que estas personas, debido a que no fabrican suficientes enzimas digestivos, que a su vez son proteínas, comiencen a hacer mal las digestiones y peor si toman un alimento al que ya no están acostumbradas. Entonces rechazan de plano el consejo de que empiecen poco a poco a tomar carne, pollo o pescado que les suelo recomendar, para ir acostumbrando de nuevo al cuerpo a digerir esos alimentos, pero en muchos casos me encuentro como con una especie de problema mental, con un rechazo total a los alimentos que en los países occidentales son la fuente corriente de proteínas: las carnes, el pescado, los huevos y el queso.

En oposición a estos casos, me encontré con el de un señor de Valencia cuyo esqueleto se había hecho en cierto modo famoso en el Clínico de dicha ciudad a causa del envejecimiento prematuro que presentaba. Cuando yo le estaba explicando que la artrosis obedece a la falta de proteínas, de magnesio o de vitamina C, su esposa, que me escuchaba muy atentamente, me preguntó:

—¿Dónde se encuentra en estado natural la vitamina C?

—En las frutas y verduras crudas —le respondí.

—Entonces —contestó—, mi marido tiene una gran falta de esta vitamina, pues no toma nunca nada crudo.

A lo largo de nuestra conversación, pude advertir que también tenía síntomas de deficiencia de magnesio, y creo recordar que desayunaba mal.

¿No les llama la atención a ustedes que un hortelano no quiera comer productos de la huerta? Es que sabe cómo se tratan las frutas y verduras que se cultivan para el mercado.

Cuando yo era pequeña, las manzanas y las frutas tenían manchas, picaduras, taras y a veces gusanos dentro. Hoy, todas son lisas, sin rastro de manchas ni bichos. ¿Cómo se ha conseguido este aparente milagro? A fuerza de tratamientos y tratamientos contra los insectos y contra los hongos en distintas etapas del crecimiento del fruto.

Pero es más, los insecticidas nos cuestan muy caros a los agricultores; el producto en sí, más el tractor, la máquina de rociar, que suele ser cara, y el jornal del que realizará la faena. Como los rociamientos con pesticidas se hacen en primavera o verano, que son las estaciones en que a veces a una mañana de un sol espléndido sigue un tremendo chubasco por la tarde, muchos productos llevan incorporado un agente que impide que la sustancia activa sea arrastrada por el agua de la lluvia.

Deben saber también estos vegetarianos a ultranza que los agricultores que salen a rociar las huertas deben ir perfectamente protegidos, con mascarillas y guantes y un traje adecuado, debido a la toxicidad de los pesticidas usados en agricultura. Y también deben estar enterados de que en todas las latas de estos tratamientos dan una pauta de lo que se debe hacer en caso de envenenamiento.

Pues bien, hay personas que tienen reparo en comer pescado, o huevos, o lácteos y están tomando verduras tratadas con pesticidas, algunos de los cuales están ya prohibidos en otros países.

En las últimas décadas del siglo XX, que era la época en la que me dediqué más intensamente a los trabajos y a los estudios agrícolas, las revistas e incluso los periódicos denunciaban que en nuestro país se permitía la utilización de sustancias tóxicas y que además tenían un efecto acumulativo —como el DDT—, cuando en Norteamérica ya solo se utilizaba este insecticida en muy determinados casos. Y lo mismo pasaba en relación con otros pesticidas, que aquí se toleraba su uso y, sin embargo, en los países de origen de su fabricación ya no podían utilizarse.

Volviendo de nuevo a las causas que originan la artrosis, y en relación con la vitamina C, me he encontrado también con personas que, debido a haber sufrido un tifus o una colitis, tienen miedo a tomar frutas o verduras crudas, y todos estos alimentos los toman hervidos, en compota, o toman manzanas asadas; estos pacientes deben empezar a tomar, poco a poco, verduras crudas o en zumo, sea de limón, naranja, pomelo, tomate o una mezcla de varias verduras o frutas y zanahoria. Desde luego, yo lo hago así, y aconsejo a todo el mundo que los tomates y las frutas que vayan a comer o pasar por la licuadora con piel, primero las enjabonen y luego las aclaren bien.

De hecho, las personas que tenían escorbuto sufrían también artrosis y, a la inversa, una persona con los cartílagos muy desgastados, suelen tener problemas en las encías, que se encogen, empiezan a moverse los dientes y con mucha frecuencia sangran.

Eso me ocurría a mí cuando tenía cuarenta y tantos años, y después se me fortalecieron las encías dejando de sangrar y me quedaron sujetos los dientes.

Lo mismo ocurrió con una persona de mi familia; a ella se le llegó a caer un diente, y el dentista no se lo quiso poner postizo, porque, como los otros se movían, le dijo que seguirían el camino del primero. Justo fue la época en que empezó a tomar magnesio y desayunar correctamente, y hoy día conserva el resto de la dentadura, pues se le fijaron las piezas que, cuando era más joven, ya bailaban ligeramente en las encías descarnadas.

Tiempo que dura el tratamiento

En la artrosis, la regeneración del cartílago con el tratamiento que recomiendo dura de dos a doce años, según la edad y localización del desgaste.

Una persona de menos de treinta y cinco años con una artrosis notable, si no tiene huesos descolocados, en un año aproximadamente suele manifestar que se encuentra bien.

Cuando se tiene más edad, la mejoría se aprecia entre los 8-10 meses, y la regeneración del esqueleto dura de unos dos a doce años en las personas de bastante edad.

La lentitud del proceso se debe a que el *turnover* del cartílago y los huesos es de unos cuantos años en el adulto; por ello, no se pueden pedir mejorías rápidas.

En ocasiones, cuando la persona tiene una deficiencia severa de magnesio, al darle este mineral, en cuestión de semanas le desaparecen los otros síntomas que origina la carencia de este elemento, y mejor si a la vez que magnesio se ha recomendado tomar lecitina, pues este alimento rico en fósforo es ideal para el sistema nervioso y para la remineralización del esqueleto. Además, y ya lo he dicho, tiene las cualidades de ayudar a hacer la digestión de las grasas y a deshacer los grumos grasa-colesterol de la sangre.

Los que tienen una deficiencia severa de magnesio, muchas veces veo que hacen mal las digestiones y siempre tienen problemas con el sistema nervioso; la lecitina complementa el efecto beneficioso de aquel mineral.

Así pues, me encuentro a veces con personas que, a los dos meses de seguir mi tratamiento, están encantadas, y así lo comunican a quienes les escuchan. Suelo decir que eso es suerte, y que aún pueden tener dolores artrósicos, pues la regeneración del cartílago no se hace en ese tiempo.

En cambio, sí que en semanas —y a veces en días— cesan los calambres, la ansiedad, la depresión y la angustia, la opresión en el pecho, las taquicardias y extrasístoles, que son debidos a la deficiencia de magnesio.

Cuando hay escoliosis o hiperlordosis, es decir, cuando la columna se curva lateralmente o «entra» demasiado en la cintura, entonces el desgaste de los discos es desigual al no ser paralelas las superficies de las dos vértebras entre las que se encuentran. El problema entonces no alcanza una total solución, pero al crecer algo el cartílago aumenta siempre la separación de los huesos, con lo que disminuyen los riesgos de pinzamientos y, además, la lubricación siempre se mejora.

Cuando la artrosis afecta singularmente a la región cervical, las tracciones y una gimnasia que tiende a separar las vértebras y a fortalecer los músculos del cuello son una ayuda muy interesante. También los masajes bien hechos, que relajan y dan tono a los músculos de la espalda.

La artrosis de pies y rodillas debe tratarse, además de con un régimen correcto y la ayuda del magnesio si hay deficiencia del mismo, con los baños tibio-calientes de agua, a la que se ha añadido sal marina sin refinar y cloruro magnésico. Si hay varices, los baños es muy importante que no estén calientes, sino a la temperatura del cuerpo.

Es ideal el secarse después al calor de un estufa o con un secador de pelo, teniendo muy presente que el agua con sal es conductora de la corriente eléctrica, y tomando las precauciones de no enchufar un aparato eléctrico con los pies desnudos sobre el suelo o las manos mojada, por si estuviera estropeado e hiciera un mal contacto.

La artrosis que afecta a las caderas es de las peores a la hora de aliviar su dolor, y quizá la de más lenta respuesta al tratamiento; cuando en las radiografías se ve el fémur empotrado en el coxal y una zona de hueso con aspecto de destruida, hemos de tener en cuenta por este hecho que donde son más necesarios los materiales que lleva la sangre para recons-

103

truir el hueso, el cartílago y fabricar el lubricante, es donde hay menos riego sanguíneo debido precisamente a la degeneración del hueso y que no hay paso en la coyuntura de la articulación. En estos casos yo suelo aconsejar a las personas que tienen las caderas destrozadas que, al año de seguir mi tratamiento, empiecen a mover las articulaciones echadas boca arriba en la cama y que, sin forzar, paulatinamente vayan consiguiendo un mayor movimiento y separación de las piernas. Luego, el ideal es, a los dos años, ir al Mar Menor, en Murcia, o a otro sitio donde el agua del mar no sea fría y, en el baño, intentar conseguir una mayor movilidad.

También en un balneario.

Este modo de ayudar al tratamiento tiene tres ventajas: una, que al entrar flotando en el agua se hacen los movimientos sin aplastar la cabeza del fémur; la segunda es consecuencia de que los baños marinos tibios son muy beneficiosos por el aporte de minerales —entre ellos el magnesio— que el agua de mar contiene, y que se absorben por ósmosis a través de la piel, y la tercera es que los baños de sol son muy buenos para la calcificación de los huesos, porque los rayos ultravioleta permiten al organismo humano producir vitamina D. Aun siendo tan buenos, deben tomarse con moderación.

De hecho, los reumatólogos han llegado a la conclusión de que el mejor tratamiento para la artrosis es la balneoterapia en las termas adecuadas.

Creo que estoy en condiciones de puntualizar que esos baños van bien cuando las aguas son ricas en magnesio, y que prácticamente no ayudan mucho si no llevan este mineral. De hecho, entre las personas que vienen a verme, unas me explican que «tomando las aguas de tal balneario volví muy mejorada», y otras me comentan que fueron a ciertos baños y volvieron «como si les hubieran dado una paliza».

También puedo contarles casos anecdóticos como que un reumatólogo muy famoso en Barcelona y conocido por lo carísimos que resultan sus tratamientos, basados principalmente en hacer infiltraciones en las partes dolorosas, él, entre otros muchos especialistas afamados y prestigiosos, por su parte, va a tomar baños en un balneario.

Naturalmente, los baños en agua de mar en los lugares en que está tibia son muy recomendables, pues el agua marina tiene cerca de un 1 por 100 de sales magnésicas, y hay zonas en las que abundan ciertas diatomeas, cuyo caparazón alcanza una notable concentración de este elemento, que se sabe van muy bien para cubrir el cuerpo con esos lodos marinos que resultan curativos. También los baños de arena caliente son beneficiosos para la artrosis y todos los problemas a que he estado haciendo referencia.

Curiosamente, todavía hay muchas personas que tienen la idea de que la mejoría que se consigue por la utilización del agua, arena y lodos marinos es debida al yodo que llevan. Este va bien en problemas de tiroides, celulitis y ciertos tipos de obesidad. Pero en la artritis y en la artrosis es a la beneficiosa acción del magnesio en estos problemas a los que se debe la mejoría.

A lo largo de mi trabajo he podido comprobar que la casi totalidad de los médicos que tratan la artrosis no indagan sobre cuál es la alimentación que siguen sus pacientes. Esto lo observé en mi caso particular y en las personas que me explican los suyos. Y es lo principal, pues el magnesio, sea tomado por vía oral o por ósmosis en los baños, no puede resolver el desgaste de los huesos y los cartílagos si la dieta no aporta las proteínas necesarias para la fabricación del colágeno y de las otras proteínas que lo acompañan; tampoco se conseguirá la solución del problema si hay una carencia de vitamina C.

De todos modos, aun en los casos de artrosis de caderas, la mejoría es patente y, como la califican algunos, en ocasiones «milagrosa», según ciertas personas que vienen a verme y más o menos me dicen esto:

—Señora, en la zona donde yo vivo (Vic, Bañoles...), sé que usted ha hecho lo que podrían llamarse «milagros»; yo no pido tanto, sino que me alivie los dolores y que no avance la *enfermedad*...

Estas personas, aun hablando con el comedimiento que más o menos he expresado, me ponen en un apuro, y, más o menos, mi respuesta es la siguiente:

—Milagros yo no puedo hacer, ni muchísimo menos, a plazo corto, pero sí le voy a indicar *lo que debe hacer usted* para regenerar el cartílago y fabricar las proteínas que den vitalidad a los huesos y conseguir que sea un mejor lubricante el líquido sinovial.

Casi siempre me responden diciéndome que les habían dicho que «el cartílago, una vez gastado, no se puede regenerar», que es lo mismo que yo siempre había escuchado. Les contesto que se puede regenerar como cualquier otro tejido, solo que a velocidad más lenta, ya que su *turnover* es de unos dos a doce años, siempre que el organismo tenga los componentes necesarios para fabricar los materiales de que está constituido el cartílago.

Lo que me llama la atención a mí, y a otras muchas personas también, pues así me lo manifiestan, es que los médicos, en general, no se hayan puesto a pensar sobre las causas profundas que pueden originar la artrosis, ya que, según demuestran las estadísticas, es un mal que avanza llamativamente en los países desarrollados, alcanzando cada vez a mayor número de personas y dándose incluso en los jóvenes. En cambio, hace tan solo cincuenta años la artrosis no constituía un problema social, como ha llegado a serlo en la actualidad, pues había muy pocos pacientes aquejados de este mal, y solían ser gente de edad que, por falta de medios económicos, no podían comer correctamente.

Si es un problema achacable a nuestra civilización actual, hay que pensar qué es lo que ha cambiado en nuestra alimentación, y razonando llegaremos a la conclusión de que, en apariencia, al menos en los países occidentales, esta es más correcta y rica en proteínas que la de nuestros antepasados. Entonces hay que seguir investigando y buscando qué es lo que ha podido cambiar en los alimentos, y, continuando con los eslabones, llegar al suelo, a la tierra, madre de las verduras y legumbres, de los frutos, de los cereales y de los forrajes que alimentan nuestros ganados, y esa tierra sí que la hemos cambiado. Y lo hemos hecho los agricultores mal asesorados por los organismos que nos recomiendan un abonado incompleto, los cuales, a su vez, tampoco son responsables del todo del problema que han generado, pues los libros de abonado suelen decir que «en general, todos los suelos de labor son ricos en magnesio...», y eso es lo que no es cierto, como explico yo en el libro monográfico sobre este elemento titulado *El magnesio, clave para la salud**.

Otros medios para ayudar en el problema de la artrosis

Algunos ya los hemos mencionado, como las tracciones y los masajes, que podemos calificar de «mecánicos»; otros son

---

* *El magnesio, clave para la salud*, Edaf, Madrid, 2011.

fisicoquímicos, como los baños en el mar, y luego va siempre bien el calor, que al provocar una vasodilatación, mejora el riego de la parte dañada que hay que regenerar.

Es muy importante mantenerse en el peso ideal en relación con la estatura y constitución. Afortunadamente, los regímenes de adelgazamiento más correctos están basados en una reducción de las calorías totales, pero manteniendo la ingestión debida de prótidos que, consumidos en las cantidades correctas, precisamente son los alimentos que no engordan. Por eso hay que enseñar a comer de una manera equilibrada a los pacientes, entre los cuales muchos me dicen lo siguiente: «Como me han dicho que adelgace, hago un desayuno muy ligero a base de un cortado», y a veces añaden: «Si después del primer plato me siento lleno, me salto la carne, que además, con lo que están diciendo de las hormonas..., etc., prefiero no comer».

Total, que no desayunan, se atiborran de arroz y fruta, y la cena anda muchas veces por el estilo. Este «saltarse» el plato de carne es muy corriente entre las mujeres, que quizá lo hagan para dar más cantidad de este alimento a sus hijos, ya que no están preparadas para valorar la importancia que tiene el tomar suficientes proteínas en la dieta.

De modo que adelgazar, sí; pero desayunando bien, comiendo correctamente y cenando con suficientes proteínas, para que durante el sueño haya en la sangre y en las células los aminoácidos necesarios para fabricar los discos de la columna, ya que el peso de nuestro cuerpo deja de gravitar sobre ellos.

Otra cosa que creo debo advertir es que, si bien los colchones modernos que son relativamente poco blandos pueden ir bien para la columna, no ocurre lo mismo cuando las partes más afectadas son las caderas. En este caso, la consistencia del colchón resulta dura para estas articulaciones al volverse la persona de lado. Yo aconsejo, a los que tienen las caderas dañadas, que pongan una lámina de espuma de unos 6-10 centímetros de espesor encima del colchón, y debajo de la sábana bajera, para que, al girarse, el saliente de la cadera encuentre algo amoldable donde colocarse, en lugar de reposar directamente sobre el colchón, que, repito, los modernos resultan algo duros para situarse encima de ellos cuando la cadera está afectada. Esta lámina de espuma no perjudica en cambio a la espalda, que enseguida llega a sentir la consistencia que tienen los colchones actuales, y que es beneficiosa.

Algunos ejemplos de casos tratados por mí

Citaré algunos de los más llamativos, naturalmente, y verán que muchas veces no me entero directamente de la mejoría de la persona que había venido a mí, sino, por el contrario, a través de alguien que conocía el estado en que se encontraba un amigo, vecino o pariente que, al verlo al cabo de un tiempo y observar el cambio, indaga qué ha hecho para mejorar de tal manera y viene a verme. Porque lo normal es que a los consultantes los vea solamente una vez; y como lo sé, suelo poner el tratamiento para toda la vida, salvo en algún caso con complicaciones que debo seguir un poco más de cerca.

Una vez, en Bilbao, vino a verme una señora de sesenta y tantos años con una artrosis como tantas y con una historia como casi todas; pero después de hablar, de explicarle lo que debía hacer y no hacer, etc., no se iba, y vuelta a preguntar, y vuelta a explicar..., y otra vez vuelta a preguntar y vuelta a dar respuestas cada vez más secas, e incluso creo que se me debía notar el mal humor, porque yo tenía gente esperando y aquella señora, sin ningún problema especial, me había ocupado ya el tiempo que normalmente empleo para tres personas.

Entre sus preguntas, una que me hacía cada cinco minutos —y llevaba más de una hora— era...

—¿Usted cree que a mi edad mejoraré?

Me había ya hartado de repetirle que sí, que mejoraría, que tenía muchísimos pacientes de sesenta y tantos años que habían mejorado, y algunos de forma extraordinaria.

Tras catorce o quince veces de preguntarme de nuevo lo mismo, respondí con otra pregunta:

—Señora, usted ¿por qué ha venido a consultar conmigo?

Y entonces me contestó:

—Mire, estaba en la droguería quejándome de los dolores de mi artrosis, y la dueña me dice: «Sufre porque quiere, porque en este barrio hemos visto una curación extraordinaria. Una clienta nuestra tenía la madre de ochenta y tantos años imposibilitada en cama. Su hija fue a hacer una consulta para su madre con esta señora —y le dio mi nombre—, y al cabo de un tiempo empezamos a ver que, del brazo de la hija y con la ayuda de un bastón, la madre empezó a salir a la calle. Y, al cabo de unos meses más, la veíamos con su hija, ya sin bastón».

Le abrí la puerta.

A continuación le dije:

—¿Y usted es la que me ha preguntado tantas veces si podía mejorar a su edad?

Otro caso parecido es el de una señora anciana de un pueblo de Santander, que creo se llama Corrales. Empezaron a venir personas de los alrededores porque me decían:

—¿Sabe?, la señora tal ya anda.

Al cabo de unos meses, venían otros, que me notificaban:

—Hemos venido porque la señora de Corrales ya sube y baja las escaleras.

Otro de los hechos «milagrosos» ocurrió en Zaragoza. Era cuando yo daba conferencias; se me presentó un hombre joven, con dos bastones, y me explicó que tenía las caderas deshechas y que los médicos la única solución que le daban era la de operarlo. Pero él sabía que, en el mejor de los casos, tendría que andar operándose cada diez años, pues los materiales que le iban a poner era lo máximo que podían durar. Y no hablemos de los rechazos y otras complicaciones posibles, que muchas veces han venido a contarme.

Le expliqué mi método y me fui de allí. Cuando, al cabo de unos tres años, fui a Zaragoza a firmar en unos grandes almacenes un libro que acababa de publicar, algunas personas vinieron a verme por la curiosidad de saber cómo era quien había curado a aquel hombre que andaba con muletas y ya caminaba sin bastones.

Al poco tiempo, vino un señor de Alicante a verme y me explicó que había hecho el viaje porque él había conocido a José Bartolomé —creo recordar este nombre—, y al ver que podía andar ya solo, venía a ponerse en manos de quien había hecho un «milagro».

Otro caso curioso es el de un señor de sesenta y tantos años que vino a visitarme hace muchísimo tiempo. Volvió a finales del mismo año y se quejaba de que aún tenía dolores.

—Vamos a ver —dije yo—, ¿pero usted no ha notado ninguna mejoría en este tiempo?

—Anda, claro que he mejorado —me respondió—: ¿No recuerda que vine con un bastón que no lo podía dejar y ahora ando sin nada...?

Personas que han dejado el bastón las hay a decenas. Que hayan dejado dos bastones, unas cuantas ya.

Otro de los éxitos más notables que he tenido no se refería concretamente a la artrosis, sino a una calcificación de pulmones. También fue en Zaragoza; vino a verme una señora viuda de un navarro, de unos cuarenta y tres años, muy guapa, a la que hablar le costaba un gran esfuerzo, pues daba la impresión de que tenía un asma muy grave. Me explicó que tenía el pulmón izquierdo totalmente calcificado, hasta el punto de que ya no ventilaba, y del derecho solo funcionaba un cuarto de pulmón, pues el resto estaba calcificado como el izquierdo. Resumiendo, su capacidad de intercambio de gases estaba reducida a un octavo del total, y sabía que cuando se le tapase el poco pulmón que le quedaba libre, moriría ahogada en un lenta agonía.

Yo estaba sobrecogida escuchándola; la habían visto dieciséis médicos, me explicó, y todos le habían dicho que no podían hacer nada. Por eso lo expongo aquí, para que cuando se encuentren con algo parecido, sepan que sí se puede conseguir que vuelvan a funcionar los pulmones.

De todos modos, yo no tenía entonces ninguna experiencia de algún caso parecido. Pero como ella me explicó, yo era su último recurso, pues había probado todo en la medicina normal, se había hecho vegetariana... Mire, le expliqué, nunca me había encontrado un caso semejante y, en consecuencia, no tengo ninguna experiencia ni puedo prometerle ningún resultado, pero, como usted bien dice, mi tratamiento es su única esperanza, de modo que hágalo bien y con constancia, porque, además, esto será muy lento. Yo estaba pensando interiormente que si el magnesio había resuelto satisfactoriamente muchos casos de arteriosclerosis, aquel problema, al fin y al cabo, era también un endurecimiento de las arteriolas capilares de los alvéolos pulmonares por depósitos de calcio que el magnesio podía eliminar, y así se lo manifesté a la pobre señora, para que viera que yo no actuaba «porque sí», sino con un fundamento lógico.

Me quedé con el alma encogida pensando en aquel caso, pues todavía yo no había ido a Canadá, donde hubo varias ponencias en relación con las calcificaciones de riñones y arterias, resueltas positivamente con la utilización de sales de este elemento.

En junio del año siguiente —la visita creo que había sido en octubre de 1975—, y la llamada debía ser en 1976, por lo tanto recibí una noticia maravillosa. La señora de Zaragoza (ella era andaluza de nacimiento) me comunicaba, llorando, que le ventilaban los dos pulmones. Le acababan de hacer una revisión y, ante el asombro de los que la examinaban, vieron que funcionaban ambos pulmones y que solo quedaba unos pequeños focos de calcificación de debían ser donde se inició, ya que allí el depósito era mayor.

Cuento otro caso de infección, para que se sepa que, a veces, cosas que parecen complicadísimas las resuelve con toda sencillez el mismo organismo, siempre que no le falten medios necesarios con los que debe formar los anticuerpos.

Una chica joven, en Bilbao, creo recordar que tenía también algunos dolores reumáticos, pero su problema principal era que tenía en la ingle derecha una infección que supuraba por tres fístulas. Le habían hecho ya una operación en los ganglios infectados de la ingle izquierda, en la que habían tenido que practicar diez puntos de sutura, lo que da una idea de que no había sido una simple incisión. Pues bien, cuando el operador vio la ingle derecha, le dijo:

—Mira, chica, lo siento, pero lo que te hice en el lado izquierdo no es nada en relación con lo que me toca hacer en el derecho.

Ella recordaba lo que sufrió y el mes que tuvo que pasar internada en la clínica, y se le ponía el vello de punta. Por eso vino a mí.

Yo la vi al cabo de un año, aproximadamente, porque vino acompañando a otra persona a la consulta. Me contó que en un mes se le curó totalmente la ingle. Recuerdo su gesto; pasando los dedos por el dorso de su mano izquierda, me dijo textualmente:

—En un mes tenía la ingle como esto.

Entre otros casos que recuerdo está el de una señora de unos cuarenta años que, después de explicarme sus problemas de artrosis, contó que además le afectaba otro que, para ella, resultaba mucho más grave: tenía, a su edad, incontinencia de orina. Le habían hecho ya dos operaciones, y no solo no había obtenido ninguna mejoría, sino que había empeorado desde las operaciones notablemente.

En el interrogatorio pude descubrir que tenía una severa deficiencia de magnesio, y yo había logrado unos resultados excelentes en casos de incontinencia, incluso en hombre, cuando era debida a un problema en el esfínter —que, al fin y al cabo, es un músculo—, a causa de una carencia de este elemento. Pero las operaciones me asustaban bastante. Le puse el tratamiento, y creo que apenas habían transcurrido tres o cuatro semanas cuando vino acompañando a una hija, y totalmente emocionada me explicó que los dolores de la artrosis aún no se le habían quitado, pero que no le importaban tanto, puesto que ya no se le escapaba la orina.

Concluyo este estudio, señalando una vez más que hay otra esperanza para la humanidad doliente. Que, contra lo que actualmente se cree, «el cartílago gastado se puede regenerar», y que el tratamiento es sencillísimo, baratísimo y, al no utilizarse ningún fármaco, no hay el menor peligro de reacciones secundarias.

Vocabulario

Ácidos grasos esenciales

Son aquellos que nuestro organismo no puede fabricar y hemos de tomarlos de los alimentos ya elaborados. El más importante es el ácido linoleico, que tiene 18 átomos de carbono y dos enlaces insaturados. Nuestro cuerpo forma con ellos unas sustancias denominadas prostaglandinas.

ADN, o ácido desoxirribonucleico

Es el compuesto que se encuentra en el núcleo celular y que encierra el código genético en una especie de lenguaje cifrado, encerrado en la secuencia de bases púricas y pirimídicas del mismo. Cada tres de estas bases codifican un determinado aminoácido; como el orden y proporción en que estos entran en una determinada proteína está regido por estos tripletes de bases o «codones», el ADN es el que ordena cómo serán nuestros prótidos y, en realidad, todo nuestro cuerpo.

Albuminoides

Nombre con el que antiguamente se designaba a los prótidos o proteínas.

Almidón

Molécula compleja formada por la agrupación de millares de moléculas de glucosa que quedan liberadas al final de la digestión del mismo. Es un glúcido y nos suministra cuatro calorías por gramo.

Aminoácidos

Moléculas relativamente sencillas, capaces de atravesar la pared intestinal y las membranas celulares. Encadenados forman los prótidos o proteínas, siendo veinte los constituyentes de los prótidos de todos los seres vivos.

ARN transferidores

Son unos ácidos ribonucleicos que tienen un trozo, llamado «anticodón», que reconoce al triplete de bases, o «codón», del ARN mensajero que codifica un aminoácido determinado, el cual, si está unido al ARNt, este lo cederá en la formación de la cadena proteínica.

Arteriosclerosis

Arterias endurecidas por ateromas de grasas saturadas y colesterol calcificado.

Ateromas

Depósitos de lípidos (grasas y colesterol) y coágulos de sangre.

ATP, o Adenosin trifosfato

Molécula de «alta energía» necesaria en todos los procesos bioquímicos en los que se realiza trabajo, tales como el transporte activo a través de membranas celulares contra un gradiente de concentración, o en las biosíntesis, es decir, en la fabricación de sustancias complejas por los seres vivos. Estas moléculas suelen estar formando complejos con iones magnesio.

Bilis

Secreción del hígado. Ayuda a hacer la digestión de las grasas.

Biocatalizador

Sustancia que aumenta la velocidad de una reacción química de los seres vivos.

Caloría

Unidad de cantidad de calor. Calor necesario para elevar un grado la temperatura de un gramo de agua.

Carbohidratos

Nombre que antes se daba a los glúcidos. También es lo mismo que hidratos de carbono. Alimentos energéticos que suministran cuatro calorías por gramo.

Carencia

Falta de algún alimento. Las primeras carencias que se descubrieron fueron las de ciertas vitaminas. Si la carencia no es muy grave, se llama subcarencia o deficiencia.

Caroteno

Sustancia que se encuentra en los vegetales, a partir de la cual podemos acabar de formar en nuestro organismo vitamina A. Es, por ello, una «provitamina».

Caseína

Proteína que se encuentra en la leche junto a la lactoalbúmina y la lactoglobuina, que son también proteínas.

Catalizadores

Sustancias que hacen aumentar la velocidad de las reacciones químicas.

Coenzima

Los biocatalizadores son enzimas formadas por una proteína y un catalizador que suele ser una vitamina o un mineral.

Colágeno

Es una proteína muy abundante en nuestro cuerpo, que entra en la composición de los cartílagos, los tendones y los tejidos que unen los órganos unos con otros y los tejidos entre sí. Ella sola constituye más de un tercio de la proteína total de nuestro organismo.

Colesterol

Lípido que se encuentra en las membranas celulares, en la vaina de mielina del tejido nervioso y en la bilis, de donde a veces se deposita formando cálculos en la vesícula biliar. También forma depósitos en las paredes vasculares junto con grasas sólidas. El organismo se sirve de la colesterina para formar los ácidos biliares, hormonas de las cápsulas suprarrenales, hormonas sexuales y vitamina D.

Deficiencia

Falta de algún alimento. Si es grave, se llama carencia; si no, deficiencia o subcarencia.

Dieta

Suele entenderse como el régimen especial de comida que se impone a una persona determinada para corregir un desequilibrio funcional o en una enfermedad. También puede entenderse como los alimentos que toma una persona.

Digestión

Serie de procesos fisioquímicos que sufren los alimentos a fin de transformarlos en sustancias más sencillas que pueden ser absorbidas por la mucosa intestinal.

En la digestión de los glúcidos se obtiene glucosa; en la de las grasas, glicerol (o glicerina) y ácidos grasos, y en la de los prótidos, aminoácidos.

Enzima

Biocatalizador.

Ergosterol

Sustancia que se encuentra en los vegetales que nuestro cuerpo puede transformar en vitamina D por la acción de los rayos ultravioleta.

Esencial

Que al no poder fabricarlo nuestro cuerpo, hemos de tomarlo hecho de los alimentos.

Gástrico

Del estómago.

Glucógeno

Llamado también almidón animal, es fabricado por el hígado con glucosa. Es una sustancia de reserva que libera la glucosa cuando baja la tasa de esta en la sangre.

Glucosa

Azúcar que se encuentra en la uva, en las frutas y la miel, que forma parte de los azúcares más complejos, y es el constituyente del almidón que tomamos en las féculas y harinas, que es una sustancia de reserva de los vegetales. Las plantas, también con glucosa, fabrican celulosa, que es una sustancia que sirve para engrosar las paredes celulares sirviendo para ellas de sostén. La celulosa, a diferencia del almidón, no es digerible por los humanos y ayuda a una evacuación regular corrigiendo el estreñimiento.

Grasas insaturadas

Aquellas en las que abundan ácidos grasos con dobles enlaces; suelen ser líquidas y las llamamos aceites.

Grasas saturadas

Las ricas en ácidos grasos saturados (sin dobles enlaces); resultan ser espesas o sólidas a la temperatura ordinaria, y más o menos coinciden con las de origen animal. Los aceites de palma y coco, aun siendo vegetales, son saturados, y también la manteca de cacao.

Iones

Átomos o grupos de átomos con carga eléctrica; los iones del magnesio, por ejemplo, son átomos de este elemento que, por pérdida de dos electrones, tiene cargas positivas.

Lactasa

Azúcar de la leche; en el yogur, por la acción de ciertas bacterias, se convierte en ácido láctico.

Lípidos

Grupo de sustancias, miscibles entre sí, entre las que se encuentran las grasas y las esterinas, y entre estas el colesterol.

Lisina

Aminoácido esencial, en el que es pobre el trigo.

M-ARN, o ácido ribonucleico mensajero

Cuando las células han de formar una proteína determinada, ciertos enzimas hacen que el ADN se desenrosque en el segmento que la codifica, y se forma el ARN mensajero, que es como una cinta que lleva transcrito el mensaje del ADN que indica cuáles son los aminoácidos y en qué orden deben estar colocados para formar la proteína que se necesita.

Metionina

Aminoácido esencial que falta en la harina de maíz.

Neurotransmisores

Sustancias que permiten el paso de la corriente nerviosa entre las neuronas o células nerviosas.

Precursores

Sustancias a partir de las cuales nuestro organismo forma otras que le son necesarias.

Ribosomas

Lugares del citoplasma celular en el que formamos las proteínas. Consta de dos partes o subunidades que se acoplan cuando llega el ARN mensajero con el código de la proteína que se va a formar. Si no hay una concentración determinada de cloruro magnésico en el interior celular, las dos subunidades ribosómicas se desacoplan y no puede formarse la proteína.

Saturado

Cuando los ácidos grasos no tienen dobles enlaces, se llaman saturados, y las grasas en las que estos abundan, saturadas. Son sólidas o pastosas a la temperatura ordinaria, y pueden formar depósitos en las paredes de los vasos sanguíneos, obstruyéndolos y dificultando con ello el paso de la sangre. Más o menos coinciden con las de origen animal, exceptuándose los aceites de pescado, que suelen ser insaturados.

Subcarencia

Falta de un elemento necesario en la dieta; se le llama también deficiencia. Cuando la deficiencia es grave, se le llama carencia.

Conclusión

Una vez explicado cuál es el problema que nos ocupa y también el porqué y cómo se puede mejorar, voy a resumir la alimentación tipo que conviene a las personas afectadas de artrosis, que asimismo es la adecuada para prevenirla.

Hemos de tomar *proteínas, fósforo, magnesio* y vitamina C a diario, y además con una cadencia. ¿Por qué? Porque una vez hecha la digestión de las proteínas, los aminoácidos que nos han suministrado solo están cinco horas en la sangre; los que no han sido empleados para reparar o formar tejidos, anticuerpos, enzimas o neurotransmisores, el hígado los transforma en urea y se elimina en la orina.

Por otro lado, la vitamina C solo está unas seis horas en la sangre.

El magnesio cada vez es más escaso en los alimentos corrientes.

El fósforo no falta en las vísceras, yemas de huevo, etc., pero a partir de cierta edad, o si se tienen problemas de exceso de colesterol u otros en el metabolismo, cada vez disminuimos la ingesta de dichos alimentos.

Entonces, una dieta tipo podría ser la siguiente:

Desayuno. Un huevo con jamón York, o jamón o lomo curado, o pechuga de pavo, con quesos poco grasos.

La vitamina C podemos aportarla con zumo de cítricos o comerlos, si así lo preferimos, o bien kiwis, fresas, tomate, piña, mango o papaya.

Pan o cereales con leche, de vaca o de soja; también puede ser de almendras, y recuerden que todas ellas llevan calcio.

Comida. Es obligatorio tomar entre 100 a 200 gramos de carne o pescado, la cantidad depende de la estatura, y el acompañamiento que nos guste (o tengamos recomendado si seguimos una dieta especial), pero recordando siempre que el arroz, la pasta italiana, las patatas y similares engordan más que las legumbres y las verduras.

Hay que tener en cuenta, además, que abusar de las frutas puede engordar, por el azúcar que estas contienen.

Y llegamos a las cenas, que tengo que reconocer con pena que, en nuestro país, cada vez se hacen peor, siendo muy corriente, sobre todo las mujeres, que solo tomen verdura, fruta y yogur. Y no, insisto, no pueden saltarse el plato proteico.

Cena. Sigan con la ensalada, mejor con tomate (por la vitamina C) o verdura, pero después deben tomar preferiblemente pescado (puede ser de lata, escurriendo el aceite, bacalao bien desalado o bien pescado congelado que, con tomate o una salsita que lo anime, puede resultar muy agradable de tomar y fácil de hacer), y que deben ir alternando con pollo o la proteína que prefieran.

Incidiendo de nuevo en la importancia de la alimentación en el mantenimiento del esqueleto, fíjense en la cantidad de mujeres que se ven con bastón hoy en día, en todas las clases sociales, y en gran parte es debido a un desayuno incorrecto, y digo incorrecto, pues incluso puede parecer abundante con cruasanes, galletas, bollos, pan con mantequilla y mermelada, o los engañosos cereales, y los llamo engañosos, pues nos están diciendo que si los tomamos es el desayuno ideal.

Y también es la mujer la persona que más frecuentemente se salta el plato de proteínas a la hora de cenar.

En cuanto al magnesio, hay que tomar suplemento de este elemento-alimento siempre que se sienta alguno de los síntomas que avisan de su deficiencia: ansiedad, nerviosismo, tics, calambres, contracturas, espasmos, arritmias, taquicardias, insomnio de la segunda parte de la noche, colon irritable, cristales de oxalato en la orina o arenillas y piedras de esa composición en el riñón. (Más información en el libro *El magnesio, clave para la salud,* publicado por esta misma editorial.)

133

En este caso, y con mi marca, pueden encontrar en el mercado diversos preparados de magnesio, en comprimidos, en polvo, como carbonato o lactato, y también como novedad el preparado «Colágeno con magnesio y vitamina C», pues a lo largo de muchos años, en este trabajo, he comprobado que, sobre todo las mujeres y algunos vegetarianos que han sido mal orientados, no acaban de tomar una alimentación con suficientes proteínas y ahora pueden encontrar en un solo preparado el colágeno, que es la proteína de los cartílagos, huesos y tendones, junto con el magnesio y algo de vitamina C.

Este preparado tiene muy buena acogida y aceptación, ya que se nota una rápida mejoría (en semanas) de uñas y cabellos, efecto que, sobre todas las señoras, aprecian antes que la mejoría del esqueleto, pero que al ser tan patente el beneficio en zonas visibles comprenden y creen en la bondad del producto.

Y para el fósforo, ya es del dominio público que conviene suplementar la dieta con lecitina de soja, al haber disminuido o eliminado, según el caso, las vísceras o yemas de huevo.

Háganme caso y verán el resultado; no olviden que la mejoría es lenta, pero real.

VADEMÉCUM

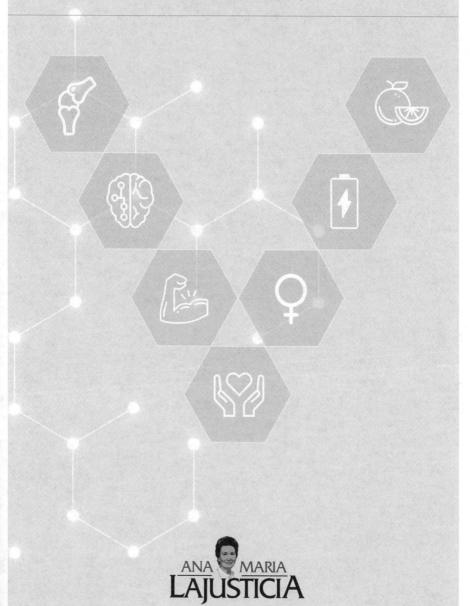

ANA MARIA
LAJUSTICIA

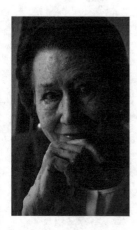

Todos hemos oído decir a algunos expertos que comiendo variado, no falta nada en la dieta. No obstante, esta afirmación no es totalmente cierta. La alimentación actual ha limitado sensiblemente la ingesta de fósforo, hierro, complejo B y vitaminas A y D, al suprimir o disminuir el consumo de vísceras, grasas animales y yemas de huevo, debido, en parte, al seguimiento de dietas de adelgazamiento y control de colesterol.

Además, y esto ha pasado desapercibido a la clase médica, los agricultores han provocado con el abono químico una sensible disminución del magnesio contenido en los alimentos.

Nuestros complementos pueden ayudar a subsanar dicho desequilibrio devolviendo a la dieta la cantidad correcta de estos nutrientes y resolver de una manera sencilla problemas serios y a veces muy dolorosos de salud.

Gracias por su atención.

PUBLICACIONES

ALIMENTACIÓN Y RENDIMIENTO INTELECTUAL

Todos los libros de Ana María Lajusticia intentan enviarnos algún mensaje. En esta ocasión quizá sea uno de los más importantes: una correcta alimentación constituye la base principal de un óptimo rendimiento intelectual, no solo como pilar del correcto funcionamiento de nuestro organismo, sino también para ser capaces de responder a distintos tipos de actividades, ya sea en el trabajo, en los estudios o en la relación con los demás. Un manual ameno y sencillo sobre un tema tan necesario como básico, para aprender a reconocer la importancia de comer bien y rendir mejor. Descubre las claves para conseguirlo en este libro.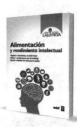

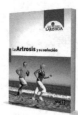

LA ARTROSIS Y SU SOLUCIÓN

Un libro de enorme rigor científico, pero de lectura sencilla y accesible, que muestra de un modo inequívoco que la artrosis puede ser fácilmente tratada y que las personas que la padecen pueden recuperar su salud.

VENCER LA OSTEOPOROSIS

En este libro, la autora nos muestra las claves para la solución a este problema, explicando clara y sencillamente todo el proceso que conduce a la osteoporosis y como puede remediarse fácilmente la falta de colágeno, origen de la enfermedad, corrigiendo las carencias y los errores en la alimentación.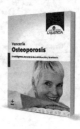

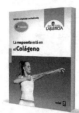

LA RESPUESTA ESTÁ EN EL COLÁGENO

¿Cuál es la causa de esta carencia?¿Cómo se puede prevenir y solucionar este problema? Esta nueva edición, actualizada y revisada, contiene un capítulo inédito, así como la respuesta a las preguntas hechas por los mismos lectores y consumidores de los productos a lo largo de todos estos años.
La autora explica de qué modo afrontar este grave problema que provoca enfermedades tales como la artrosis y osteoporosis, así como lesiones musculares, de tendones y ligamentos a las personas que practican deporte, ya sean aficionados o profesionales.

COLESTEROL, TRIGLICÉRIDOS Y SU CONTROL

Sin duda, el problema del colesterol es uno de los más importantes a los que se enfrenta la sociedad actual en el ámbito de la salud y de la calidad de vida. En esta obra, la autora responde a muchas de las preguntas habituales que todos nos hacemos sobre el tema, por lo que es de inestimable ayuda tanto para el que padece el problema como para el que desee prevenirlo.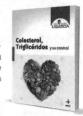

Esta información va dirigida exclusivamente al profesional sanitario o de salud.

EL MAGNESIO EN EL DEPORTE

La autora explica la importancia de este mineral, junto al colágeno, en la prevención de las enfermedades "modernas" (colesterol, diabetes, hipertensión, artrosis, osteoporosis, etc.), y describe por qué es importante el consumo de alimentos y sustancias ricas en magnesio, por qué los atletas etíopes ganan las competiciones de fondo, y explica las razones para tomarlo desde muy temprana edad.

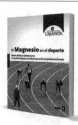

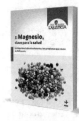

EL MAGNESIO, CLAVE PARA LA SALUD

Nuestra alimentación actual tiene, entre otras características, la de presentar una deficiencia de magnesio, elemento que es fundamental para la salud. En este libro, publicado por la autora hace 20 años y que ya entonces fue un impacto editorial, recoge todos los nuevos estudios realizados hasta la fecha, que confirman la enorme importancia del magnesio en relación con nuestra salud.

CONTESTANDO A SUS PREGUNTAS SOBRE EL MAGNESIO

En este libro, la autora da respuesta a las preguntas más frecuentes e importantes sobre el magnesio que ha recibido a lo largo de los últimos años. Con su habitual estilo sencillo y didáctico aclara temas tales como: ¿Cuál es la relación entre la falta de magnesio y los infartos de miocardio? ¿Se debe descansar de tomar magnesio? ¿Qué provoca la carencia de magnesio en el sistema nervioso? ¿Cuál es el efecto del magnesio sobre el cansancio? ¿Qué tipo de magnesio es más conveniente tomar? ¿Se puede tomar magnesio durante el embarazo y la lactancia?

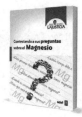

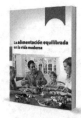

LA ALIMENTACIÓN EQUILIBRADA EN LA VIDA MODERNA

¿Qué es la dietética? ¿Cómo funciona el metabolismo? ¿Qué significa realmente comer bien? Las respuestas a estas cuestiones y muchas otras relacionadas con la correcta nutrición, podrá encontrarlas en este libro que muestra las claves de la alimentación equilibrada.

DIETAS A LA CARTA

¿Preocupados por llevar y mantener unos correctos hábitos y pautas en la alimentación? Gracias a los conocimientos de dietética y nutrición de su autora, en este nuevo libro podrá encontrar una dieta diseñada para usted con recomendaciones, tablas de equivalencias y recetas que le ayudarán a estar y sentirse mejor cada día. Conozca las claves para llevar una dieta correcta y adecuada en cada una de las circunstancias o problemas de salud que aquejan a la población en el siglo XXI.

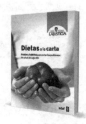

Esta información va dirigida exclusivamente al profesional sanitario o de salud.

ARTICULACIONES

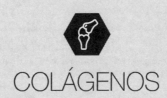

COLÁGENOS

El **colágeno** es la proteína más abundante en el cuerpo humano, siendo el constituyente esencial de los **cartílagos, tendones, huesos y piel.** Los tejidos del organismo están en constante renovación, por lo que, a diario, necesitan el aporte de los nutrientes necesarios para dicha renovación. Con el colágeno, aportamos los **aminoácidos necesarios para volver a formar colágeno,** y al ser una proteína, también contribuye a **conservar y aumentar la masa muscular.**

Todos los tejidos conectivos de nuestro cuerpo y articulaciones están formados por colágeno, por lo que su aporte nos ayuda a **regenerar el desgaste y el envejecimiento, y a mantener en buen estado nuestras articulaciones, huesos, músculos y piel.**

Al combinar el colágeno con el mineral **magnesio y la vitamina C,** ambos implicados en la formación de **proteínas,** se favorece la formación de nuevo colágeno.

INDICACIONES

En general, están indicados cuando se busque la **regeneración** de cualquier tejido formado por colágeno, por ejemplo, en **artrosis, osteoporosis, tendinitis, rotura de ligamentos, sobrecarga muscular** y para el mantenimiento en perfectas condiciones de **tendones, ligamentos, huesos y músculos.** Otros ejemplos son el **deterioro de la piel, rotura de vasos sanguíneos (hematomas espontáneos), caída del cabello y uñas frágiles.**

PROPIEDADES SALUDABLES DEL MAGNESIO*
El magnesio contribuye:
A disminuir el cansancio y la fatiga.
Al equilibrio electrolítico.
Al metabolismo energético normal.
Al funcionamiento normal del sistema nervioso.
Al funcionamiento normal de los músculos.
A la síntesis proteica normal.
A la función psicológica normal.
Al mantenimiento de los huesos en condiciones normales.
Al mantenimiento de los dientes en condiciones normales.
Al proceso de división celular.

PROPIEDADES SALUDABLES DE LA VITAMINA C*
La vitamina C contribuye:
A la formación normal de proteínas, entre ellas el Colágeno, para el funcionamiento normal de los cartílagos, vasos sanguíneos, huesos, encías, piel y dientes.
Al metabolismo energético normal.
Al funcionamiento normal del sistema nervioso.
A la función psicológica normal.
Al funcionamiento normal del sistema inmunitario.
A la protección de las células frente al daño oxidativo.
A disminuir el cansancio y la fatiga.
A regenerar la forma reducida de la vitamina E.
A mejorar la absorción del hierro.

*según el REGLAMENTO (UE) N o 432/2012 DE LA COMISIÓN de 16 de mayo de 2012

COLÁGENO
CON MAGNESIO

COMPRIMIDOS

MODO DE EMPLEO, según VRN*

Tomar de 6 a 9 comprimidos al día, repartidos en el desayuno y la cena.
Se recomienda ingerir los comprimidos junto con alimentos ricos en vitamina C.

Contenidos medios por dosis diaria de:
6 comprimidos (4,3 g): colágeno hidrolizado 3,6 g, magnesio 169 mg (45% VRN*).
9 comprimidos (6,5 g): colágeno hidrolizado 5,4 g, magnesio 254 mg (68% VRN*).

PRESENTACIÓN

Bote de 75 comprimidos
Bote de 180 comprimidos
Bote de 450 comprimidos

*VRN: valores de referencia de nutrientes

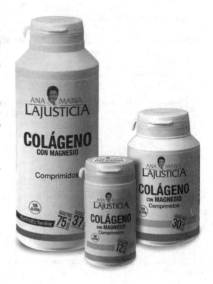

Los **comprimidos** están pensados para aquellas personas que no les gusten los sabores, busquen un formato rápido de tomar y fácil de transportar.

COLÁGENO
CON MAGNESIO

POLVO

MODO DE EMPLEO, según VRN*

POLVO: tomar 3 cucharaditas de postre al día, repartidas en las principales comidas. Este alimento puede tomarse con líquidos y también con purés, yogur, etc.
Se recomienda ingerir cada cucharadita junto con alimentos ricos en vitamina C.

Contenidos medios por dosis diaria de 3 cucharaditas de postre (7,5 g): colágeno hidrolizado 6,9 g, magnesio 137 mg (36% VRN*).

STICK: tomar de 1 a 2 sticks al día, repartidos en el desayuno y la cena. Mezclados con yogur, agua o cualquier otro líquido.
Se recomienda ingerir los sticks junto con alimentos ricos en vitamina C.

Contenidos medios por dosis diaria de:
1 stick (5 g): colageno hidrolizado 3,4 g y magnesio 143 mg (38% VRN*).
2 sticks (10 g): colageno hidrolizado 6,9 g y magnesio 286 mg (76% VRN*).
1 stick equivale a 6 comprimidos de colágeno con magnesio.

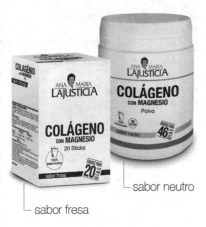

└ sabor neutro

└ sabor fresa

PRESENTACIÓN

Bote de 350 g
Estuche de 20 sticks de 5g

*VRN: valores de referencia de nutrientes

Indicado para personas que no pueden deglutir comprimidos. Los sticks están pensados para quiénes busquen la **comodidad** de poder llevarlo a cualquier lugar y no quieran renunciar al formato polvo.

COLÁGENO CON MAGNESIO
Y VITAMINA C · sabor cereza   LÍQUIDO

MODO DE EMPLEO, según VRN*

Tomar 30 ml o 45 ml al día, repartidos en dos o tres dosis de 15 ml cada una. Ingerir las dosis en las principales comidas. Utilice el vasito dosificador que se encuentra insertado en el tapón para una correcta cuantificación de las dosis.

Contenidos medios por dosis diaria de:
30 ml: colágeno hidrolizado 3,6 g, magnesio 75,0 mg (20% VRN*) y vitamina C 12 mg (15% VRN*).
45 ml: colágeno hidrolizado 5,4 g, magnesio 113 mg (30% VRN*) y vitamina C 18 mg (23% VRN*).

PRESENTACIÓN

Botella de 1L

*VRN: valores de referencia de nutrientes

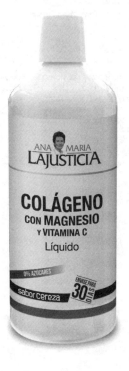

Pensado para aquellas personas que busquen un formato **bebible** rápido de tomar, puesto que no necesita el proceso de disolución. Con un agradable sabor a cereza.

COLÁGENO CON MAGNESIO
Y VITAMINA C · sabor fresa

POLVO

MODO DE EMPLEO, según VRN*

Tomar 3 cucharaditas de postre al día, repartidas en las principales comidas. Puede tomarse con líquidos y también con purés, yogur, etc.

Contenidos medios por dosis diaria de 3 cucharaditas de postre (7,5 g): colágeno hidrolizado 5,2 g, magnesio 227 mg (61% VRN*) y vitamina C 24 mg (30% VRN*).

PRESENTACIÓN

Bote de 350 g

*VRN: valores de referencia de nutrientes

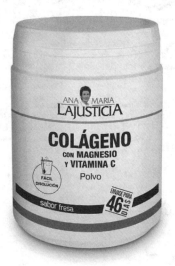

Indicado para personas que no pueden deglutir comprimidos.

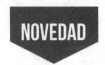

COLÁGENO MARINO
CON MAGNESIO Y VITAMINA C · sabor sandía   POLVO

MODO DE EMPLEO, según VRN*

Tomar 3 cucharaditas de postre al día, repartidas en las principales comidas. Puede tomarse con líquidos y también con purés, yogur, etc.

Contenidos medios por dosis diaria de 3 cucharaditas de postre (7,5 g): colágeno hidrolizado 5,2 g, magnesio 227 mg (60% VRN*) y vitamina C 24 mg (30% VRN*).

PRESENTACIÓN

Bote de 350 g

*VRN: valores de referencia de nutrientes

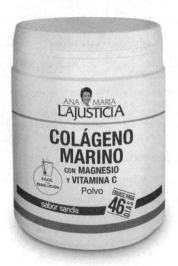

Complemento alimenticio de **colágeno de origen marino,** con la misma fórmula utilizada para los otros complementos de colágeno de la marca.

Con la hidrólisis del colágeno obtenemos péptidos y aminoácidos libres que, una vez en sangre, son usados por los distintos tejidos del cuerpo para regenerar su desgaste. Por lo tanto, el origen del colágeno no influye en la calidad del producto final ya que el colágeno siempre presenta la misma composición de aminoácidos y capacidad de absorción.

Se recomienda para aquellas personas que por **motivos religiosos, culturales y/o éticos** prefieren una alternativa al colágeno de origen animal terrestre.

Formato **polvo** pensado para personas que no pueden deglutir comprimidos.

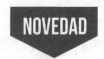

COLÁGENO MARINO
CON MAGNESIO · sabor limón

COMPRIMIDOS

MODO DE EMPLEO, según VRN*

Tomar de 6 a 9 comprimidos al día, repartidos en el desayuno y la cena.
Se recomienda ingerir los comprimidos junto con alimentos ricos en vitamina C.

Contenidos medios por dosis diaria de:
6 comprimidos (4,5 g): colágeno hidrolizado 3,6 g, magnesio 169 mg (45% VRN*).
9 comprimidos (6,8 g): colágeno hidrolizado 5,4 g, magnesio 254 mg (68% VRN*).

PRESENTACIÓN

Bote de 180 comprimidos

*VRN: valores de referencia de nutrientes

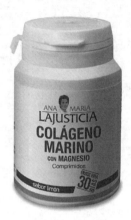

Complemento alimenticio de **colágeno de origen marino,** con la misma fórmula utilizada para los otros complementos de colágeno de la marca.

Con la hidrólisis del colágeno obtenemos péptidos y aminoácidos libres que, una vez en sangre, son usados por los distintos tejidos del cuerpo para regenerar su desgaste. Por lo tanto, el origen del colágeno no influye en la calidad del producto final ya que el colágeno siempre presenta la misma composición de aminoácidos y capacidad de absorción.

Se recomienda para aquellas personas que por **motivos religiosos, culturales y/o éticos** prefieren una alternativa al colágeno de origen animal terrestre.

Los **comprimidos** están pensados para aquellas personas que buscan un formato rápido de tomar y fácil de transportar.

EQUILIBRIO EMOCIONAL

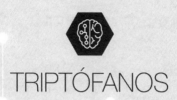

TRIPTÓFANOS

El **L-triptófano** es un aminoácido esencial, lo que significa que nuestro organismo no puede producirlo por sí mismo y debe ser aportado de manera exógena al organismo.

Los aminoácidos son moléculas que se combinan entre sí para formar proteínas y son imprescindibles para muchos de los procesos de nuestro metabolismo.

El triptófano es un aminoácido íntimamente ligado al correcto **funcionamiento del cerebro y de nuestras neuronas** puesto que actúa como precursor de la **serotonina**, un neurotransmisor implicado en la regulación del **estado anímico, el estrés, el apetito, el crecimiento y el descanso**. Además, también participa en la formación de la melatonina.

La **melatonina** es una hormona que induce y mejora la **calidad del sueño** y refuerza el **sistema inmunológico**. La combinación con triptófano, magnesio y vitamina B6, ayuda a la producción de esta dentro del organismo, así que, no solo es una fuente de aporte directo de melatonina exógena, sino que además se estimula la síntesis de serotonina y melatonina propia del cuerpo.

PROPIEDADES SALUDABLES DEL MAGNESIO*
El magnesio contribuye:
A disminuir el cansancio y la fatiga.
Al equilibrio electrolítico.
Al metabolismo energético normal.
Al funcionamiento normal del sistema nervioso.
Al funcionamiento normal de los músculos.
A la síntesis proteica normal.
A la función psicológica normal.
Al mantenimiento de los huesos en condiciones normales.
Al mantenimiento de los dientes en condiciones normales.
Al proceso de división celular.

PROPIEDADES SALUDABLES DE LA VITAMINA B6*
La vitamina B6 contribuye:
A la síntesis normal de la cisteína.
Al metabolismo energético normal.
Al funcionamiento normal del sistema nervioso.
Al metabolismo normal de la homocisteína.
Al metabolismo normal de las proteínas y del glucógeno.
A la función psicológica normal.
A la formación normal de glóbulos rojos.
Al funcionamiento normal del sistema inmunitario.
A disminuir el cansancio y la fatiga.
A regular la actividad hormonal.

*según el REGLAMENTO (UE) N o 432/2012 DE LA COMISIÓN de 16 de mayo de 2012

TRIPTÓFANO
CON MAGNESIO + VITAMINA B6

COMPRIMIDOS

INDICACIONES

Se recomienda tomar triptófano con magnesio + vitamina B6 en épocas en que nos sentimos "superados" por las tareas del día a día; cuando sufrimos puntas de **estrés,** estamos **cansados, decaídos y/o apáticos.** También en épocas de exámenes por falta de concentración o bien en dietas de adelgazamiento, ya que el triptófano con magnesio + vitamina B6 reduce considerablemente la **ansiedad** y, por tanto, el deseo de picar entre horas.

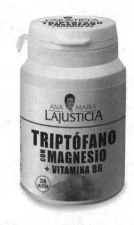

MODO DE EMPLEO, según VRN*

Tomar dos comprimidos al día, repartidos en el almuerzo y la cena.

Contenidos medios por dosis diaria de 2 comprimidos **(1,71 g):** L-triptófano 570 mg, magnesio 145 mg (39% VRN*), vitamina B6 1,4 mg (99% VRN*)

PRESENTACIÓN

Bote de 60 comprimidos

*VRN: valores de referencia de nutrientes

No debe ser consumido por mujeres embarazadas, ni por aquellas personas que estén siendo tratadas con antidepresivos o que padezcan insuficiencia renal.

TRIPTÓFANO con MELATONINA
+ MAGNESIO Y VITAMINA B6 COMPRIMIDOS

INDICACIONES

Indicado en situaciones de **insomnio, jet lag, desfase horario,** irritabilidad y cansancio. También indicado para personas que quieran una alternativa a un medicamento sedativo.

MODO DE EMPLEO, según VRN*

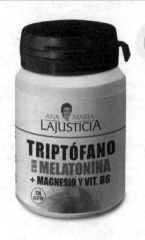

Tomar de 1 a 2 comprimidos al día después de la cena.

Contenidos medios por dosis diaria de:
1 comprimido (0,856 g): L-triptófano 285 mg, melatonina 0,89 mg, magnesio 72,6 mg (19% VRN*) y vitamina B6 0,69 mg (50% VRN*).
2 comprimidos (1,71 g): L-triptófano 570 mg, melatonina 1,78 mg, magnesio 145 mg (39% VRN*) y vitamina B6 1,4 mg (99% VRN*).

PRESENTACIÓN

Bote de 60 comprimidos

*VRN: valores de referencia de nutrientes

No debe ser consumido por mujeres embarazadas, ni por aquellas personas que estén siendo tratadas con antidepresivos o que padezcan insuficiencia renal.

RELAJACION MUSCULAR

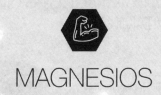

MAGNESIOS

El **magnesio** es uno de los 20 minerales presentes en el cuerpo humano. Está involucrado en multitud de procesos, entre ellos: el **metabolismo energético, la síntesis proteica, la síntesis y degradación de ácidos grasos, la contracción y relajación muscular, la regulación del tejido óseo, el estado mineral y el funcionamiento del sistema nervioso.**

Algunas fuentes de magnesio son más asimilables que otras, pero, una vez que el magnesio pasa al torrente sanguíneo, todas tienen las **mismas propiedades saludables.**

PROPIEDADES SALUDABLES DEL MAGNESIO*
El magnesio contribuye:
A disminuir el cansancio y la fatiga.
Al equilibrio electrolítico.
Al metabolismo energético normal.
Al funcionamiento normal del sistema nervioso.
Al funcionamiento normal de los músculos.
A la síntesis proteica normal.
A la función psicológica normal.
Al mantenimiento de los huesos en condiciones normales.
Al mantenimiento de los dientes en condiciones normales.
Al proceso de división celular.

*según el REGLAMENTO (UE) N o 432/2012 DE LA COMISIÓN de 16 de mayo de 2012

MAG-MAST®

COMPRIMIDOS MASTICABLES

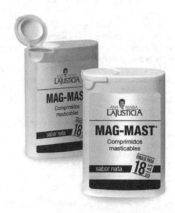

INDICACIONES

Indicado cuando se tiene **acidez gástrica** y en estados carentes de magnesio (embarazo, lactancia, pubertad, vejez, ansiedad, calambres, tics, contracturas). También para suplementar las posibles carencias provocadas por dietas como las de adelgazar, exceso de colesterol, etc. Indispensable para mantener en buen estado y reparar el desgaste de los cartílagos, tendones y huesos.

MODO DE EMPLEO, según VRN*

Tomar de 2 a 3 comprimidos al día después de las comidas en caso de acidez.

Contenidos medios por dosis diaria de 3 comprimidos (2 g): magnesio 300 mg (80% VRN*).

PRESENTACIÓN

Dispensador de 36 comprimidos

*VRN: valores de referencia de nutrientes

Indicado para personas que buscan un formato fácil de llevar, gracias al formato "bolsillo" y con agradable sabor a nata para contrarrestar el sabor del reflujo.

MAGNESIO TOTAL® · sabor limón   LÍQUIDO

INDICACIONES

Este preparado está **indicado para aquellas personas que por diversos motivos no encuentran adecuadas otras presentaciones del magnesio.** Concretamente, se recomienda en estados carentes de Magnesio (deportistas, vejez, embarazo, malabsorción intestinal, dietas de adelgazamiento o en la aparición de calambres, tics o contracturas) y para un buen funcionamiento del sistema osteo y neuromuscular.

La ingesta adecuada de magnesio **evita problemas musculares y facilita la relajación muscular.** Pueden consumirlo personas diabéticas y celíacas.

MODO DE EMPLEO, según VRN*

Tomar una cucharada sopera al día (10 ml).

Contenidos medios por dosis diaria de 1 cucharada sopera (10 ml): magnesio 335 mg (89% VRN*).

PRESENTACIÓN

Frasco de 200 ml

* VRN: valores de referencia de nutrientes

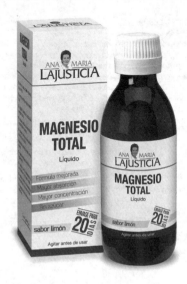

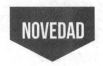

MAGNESIO TOTAL® 5 COMPRIMIDOS

PROPIEDADES

El Magnesio Total® 5 es un conjunto muy completo de 5 fuentes de Magnesio (quelatos, orgánicas e inorgánicas) con alta biodisponibilidad y concentración. Esta combinación hace que sea el producto ideal para el aporte diario necesario de magnesio para el cuerpo y la mente.
El citrato de magnesio es una sal orgánica con alta biodisponibilidad y, por lo tanto, el cuerpo lo absorbe con mucha facilidad. El bisglicinato de magnesio es un quelato donde el magnesio está unido a la glicina. Esta unión hace que el cuerpo lo identifique como una proteína, lo que conlleva que también tenga alta biodisponibilidad y no compita con otras fuentes de magnesio. El carbonato de magnesio es una sal inorgánica con una biodisponibilidad y concentración media/moderada que también mejora la acidez gástrica.
El óxido e hidróxido de magnesio son compuestos con muy alta concentración en magnesio puro, aunque con una biodisponibilidad más pequeña.
Además aporta todas las propiedades saludables del magnesio[1].

INDICACIONES

Indicado en **estados carentes de Magnesio** (deportistas, vejez, embarazo, malabsorción intestinal, dietas de adelgazamiento o en la aparición de calambres, tics o contracturas) y para un buen funcionamiento del sistema osteo y neuromuscular.
La ingesta adecuada de magnesio **evita problemas musculares y facilita la relajación muscular.**
Pueden consumirlo personas diabéticas y celíacas.

MODO DE EMPLEO, según VRN*

Tomar 2 comprimidos al día, preferiblemente en el desayuno y la cena.

Contenidos medios por dosis diaria de 2 comprimidos (1,56 g): magnesio 369 mg (98% VRN**).

PRESENTACIÓN

Bote de 100 comprimidos

* VRN: valores de referencia de nutrientes

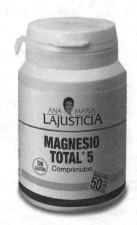

[1] Ver portada Magnesios

CARBONATO
DE MAGNESIO

COMPRIMIDOS Y POLVO

PROPIEDADES

Las características que diferencian al carbonato de otras fuentes de magnesio son su pH alcalino, el efecto laxante medio y el sabor neutro. Además aporta todas las propiedades saludables del magnesio[1].

INDICACIONES

Se recomienda para **contrarrestar la acidez,** en el tratamiento de la hernia de Hiato y en molestias digestivas durante el embarazo.
También está indicado en casos de mayor riesgo de déficit de magnesio (embarazo, lactancia, pubertad, ansiedad, etc.), para suplementar las dietas pobres en este elemento, para la salud del esqueleto y de la musculatura (calambres, tics, contracturas) y especialmente recomendado para población con **carencia de magnesio y sensibilidad digestiva.**

MODO DE EMPLEO, según VRN*

COMPRIMIDOS: tomar de 2 a 3 comprimidos al día, repartidos en las principales comidas.

Contenidos medios por dosis diaria de
2 comprimidos (1,5 g): magnesio 249 mg (66% VRN*).
3 comprimidos (2,25 g): magnesio 374 mg (100% VRN*).

POLVO: tomar una cucharadita de café, dos veces al día.

Contenidos medios por dosis diaria de 2 cucharaditas de café (1,2 g): magnesio 289 mg (77% VRN*).

PRESENTACIÓN

Bote de 75 comprimidos
Bote de 180 g

*VRN: valores de referencia de nutrientes

Si no se tiene acidez, se recomienda tomar con zumos de limón, naranja, yogur o cualquier alimento ácido.

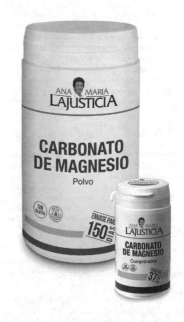

[1] Ver portada Magnesios

CLORURO
DE MAGNESIO COMPRIMIDOS Y CRISTALIZADO

PROPIEDADES

Las características que diferencian al cloruro de otras fuentes de magnesio son su pH ácido y el efecto laxante alto. Además aporta todas las propiedades saludables del magnesio[1].

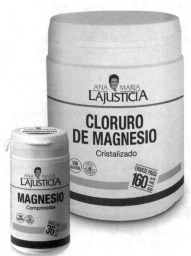

INDICACIONES

Se recomienda para suplementar las dietas pobres en este elemento, para la salud del esqueleto y de la musculatura (calambres, tics, contracturas) y especialmente recomendado para población con **carencia de magnesio y estreñimiento** crónico y ocasional.

MODO DE EMPLEO, según VRN*

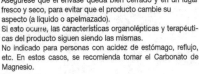

COMPRIMIDOS: tomar 4 comprimidos al día, repartidos en las tres principales comidas.

Contenidos medios por dosis diaria de 4 comprimidos (2,2 g): magnesio 328 mg (88% VRN*).

CRISTALIZADO: Una cucharadita de postre al día (disuelta en agua, zumo de naranja o de limón).

Contenidos medios por dosis diaria de 1 cucharadita de postre (2,5 g): magnesio 296 mg (79% VRN*).

PRESENTACIÓN

Bote de 147 comprimidos
Bote de 400 g

*VRN: valores de referencia de nutrientes

Asegúrese que el envase queda bien cerrado y en un lugar fresco y seco, para evitar que el producto cambie su aspecto (a líquido o apelmazado).
Si esto ocurre, las características organolépticas y terapéuticas del producto siguen siendo las mismas.
No indicado para personas con acidez de estómago, reflujo, etc. En estos casos, se recomienda tomar el Carbonato de Magnesio.

[1] Ver portada Magnesios

LACTATO
DE MAGNESIO CÁPSULAS VEGETALES Y POLVO

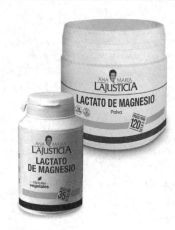

PROPIEDADES

La principal característica del lactato es su bajo efecto laxante. Además aporta todas las propiedades saludables del magnesio[1].

INDICACIONES

Apto para toda la población, especialmente para aquellas personas con **carencia de magnesio y sensibilidad intestinal,** en procesos diarreicos o en niños.

MODO DE EMPLEO, según VRN*

CÁPSULAS VEGETALES: tomar de 3 a 5 cápsulas al día, repartidas en las principales comidas.

**Contenidos medios por dosis diaria de
3 cápsulas (2,36 g):** magnesio 199 mg (53% VRN*).
5 cápsulas (3,94 g): magnesio 331 mg (88% VRN*).

POLVO: Una cucharadita de postre al día (disuelta en agua, zumo de naranja o de limón).

Contenidos medios por dosis diaria de 1 cucharadita de postre (2,5 g): magnesio 250 mg (67% VRN*).

PRESENTACIÓN

Bote de 105 cápsulas vegetales
Bote de 300 g

*VRN: valores de referencia de nutrientes

[1] Ver portada Magnesios

CARDIOPROTECTOR

Las enfermedades cardiovasculares figuran entre las principales causas de muerte en adultos en todo el mundo. Seguir una alimentación saludable y equilibrada es un factor de prevención clave.

A continuación se presentan los complementos alimenticios que aportan al organismo nutrientes necesarios para mantener el corazón y los vasos sanguíneos sanos, aportando flexibilidad a las arterias y favoreciendo la disolución de las grasas.

PROPIEDADES SALUDABLES DE LA VITAMINA A*:
La Vitamina A contribuye:
Al mantenimiento de las mucosas en condiciones normales.
Al mantenimiento de la piel en condiciones normales.
Al mantenimiento de la visión en condiciones normales.
Al funcionamiento normal del sistema inmunitario.
Al proceso de diferenciación celular.
Al metabolismo normal del hierro.

PROPIEDADES SALUDABLES DE LA VITAMINA D*:
La Vitamina D contribuye:
A la absorción y utilización normal del calcio y el fósforo.

Al mantenimiento de niveles normales de calcio en sangre.
Al mantenimiento de los huesos en condiciones normales.
Al funcionamiento normal de los músculos.
Al mantenimiento de los dientes en condiciones normales.
Al funcionamiento normal del sistema inmunitario.
Al proceso de división celular.

PROPIEDADES SALUDABLES DE LA VITAMINA E*:
La vitamina E contribuye a la protección de las células frente al daño oxidativo.

*según el REGLAMENTO (UE) N o 432/2012 DE LA COMISIÓN de 16 de mayo de 2012

LECITINA
DE SOJA

PERLAS Y GRANULADA

PROPIEDADES

La lecitina es un fosfolípido que da flexibilidad a las membranas de todos los seres vivos y, también, es la molécula que esterifica el colesterol y lo conduce hacia el hígado, reduciendo así los niveles de colesterol.
Además es emulsionante de las grasas, favoreciendo su digestión y su dispersión en la sangre, evitando la formación de ateromas e incluso disolviendo los ya existentes.
La lecitina aporta fósforo y colina. La colina, entre otras funciones, es precursora de neurotransmisores involucrados en funciones cognitivas, como por ejemplo, la memoria.

INDICACIONES

Personas con arteriosclerosis y mala circulación arterial.
Personas con problemas hepáticos y de la vesícula biliar.
Estudiantes y todos los que realizan trabajo intelectual.
En resumen, indicado para personas que siguen dietas reductoras de colesterol y como alimento para mejorar la memoria.

MODO DE EMPLEO

 GRANULADO: tomar de 2 a 3 cucharaditas de postre al día, ingeridas directamente con algún líquido o bien mezcladas con yogur, etc. En caso de triglicéridos o colesterol alto, tomar 3 cucharaditas de postre al día.

Contenidos medios por dosis diaria:
2 cucharaditas: lecitina de soja 7 g
3 cucharaditas: lecitina de soja 10,5 g

PERLAS: tomar de 6 a 9 perlas al día, repartidas entre las 3 principales comidas.

Contenidos medios por dosis diaria de:
6 perlas (4,56 g): lecitina de soja 3,24 g
9 perlas (6,84 g): lecitina de soja 4,86 g

PRESENTACIÓN

Bote de 500 g
Bote de 90 perlas
Bote de 300 perlas

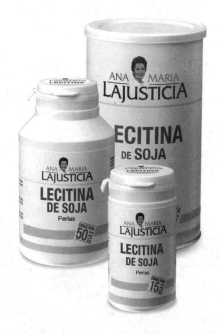

ACEITE DE
HÍGADO DE BACALAO

PERLAS

PROPIEDADES

El aceite de hígado de bacalao es un suplemento de vitamina **D, A y ácidos grasos omega-3**, especialmente **EPA y DHA.** Los ácidos eicosapentaenoico (EPA) y docosahexaenoico (DHA) contribuyen al **funcionamiento normal del corazón.**
La vitamina D contribuye a la absorción y utilización normal del calcio y el fósforo, que favorecen la regeneración de tejido óseo.

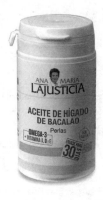

INDICACIONES

Estados de raquitismo, ceguera nocturna y cataratas.
Problemas en la piel y toda clase de mucosas (garganta, pulmones, tracto digestivo, vejiga, etc.).
Esencial para el crecimiento y mantenimiento de los huesos. Controla y regula las menstruaciones abundantes.
Se recomienda en invierno para **suplementar la falta de vitamina D** aportada por el sol.

MODO DE EMPLEO, según VRN*

Tomar 3 perlas al día, repartidas en las tres principales comidas.

Contenidos medios por dosis diaria de 3 perlas (2,16 g):
Aceite de hígado de bacalao 1500 mg (del cual EPA + DHA 255 mg, del cual Vitamina A 270 µg RE -34% VRN*-, del cual Vitamina D 3,2 µg -64% VRN*-), Vitamina E 30 mg α-TE (250% VRN*).

PRESENTACIÓN

Bote de 90 perlas

*VRN: valores de referencia de nutrientes

MUJER

En el siguiente apartado se engloban los productos recomendados para cubrir los **estados carentes y cambios hormonales** más frecuentes en la mujer (menopausia, dolor premenstrual, anemia, retención de líquidos y dietas de adelgazamiento).

El conjunto de complementos alimenticios que se presentan a continuación son ideales para mantener un **buen funcionamiento del sistema reproductor femenino, corregir desbalances hormonales, fortalecer las defensas, cubrir déficits de minerales y favorecer el bienestar general desde la adolescencia hasta la edad adulta avanzada.**

Cabe destacar que dichas indicaciones no limitan su consumo a la mujer, sino que pueden ser consumidos por la población en general para cubrir déficits concretos en que dichos complementos tengan una acción específica (anemia, tromboflebitis, colesterol, triglicéridos, dermatitis, etc.)

PROPIEDADES SALUDABLES DE LA VITAMINA E*:
La vitamina E contribuye a la protección de las células frente
al daño oxidativo.

*según el REGLAMENTO (UE) N o 432/2012 DE LA COMISIÓN de 16 de mayo de 2012

ISOFLAVONAS
CON MAGNESIO + VITAMINA E

CÁPSULAS

PROPIEDADES

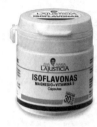

Las isoflavonas son una serie de compuestos que, por su estructura química, pertenecen a un grupo de sustancias de origen vegetal a las que se les atribuye **similitudes funcionales con los estrógenos,** por lo que son aconsejables en la menopausia. En algunos casos, el fin de la función menstrual puede influir en el deterioro de los tejidos, incluidos los del esqueleto. Como es conocido, una de las propiedades del magnesio es detener ese deterioro, razón por la que se ha incorporado ese elemento al preparado. La vitamina E, por su efecto antioxidante y antienvejecimiento, ayuda a mantener la elasticidad de las arterias y favorece la circulación.

INDICACIONES

Trastornos asociados a la **menopausia:** prevención de la osteoporosis, sofocos, sudoración excesiva, ansiedad, piel seca, cambios de humor, etc.

MODO DE EMPLEO, según VRN*

Tomar una cápsula al día, preferentemente por la mañana.

Contenidos medios por dosis diaria de 1 cápsula (488,5 mg): magnesio 57,8 mg (15% VRN*), vitamina E 3,4 mg α-TE (28% VRN*), extracto de soja 100 mg, del cual isoflavonas de soja 40 mg.

PRESENTACIÓN

Bote de 30 cápsulas

*VRN: valores de referencia de nutrientes

ACEITE DE
ONAGRA + VITAMINA E
PERLAS

PROPIEDADES

El aceite de onagra se extrae de las semillas de la planta Oenothera, comúnmente llamada onagra. Esta planta originaria de América del Norte y que se da también en Europa, forma unas semillas que contienen un 25% de aceite, cuya cualidad más preciada es su riqueza en ácido linoleico y también, en menor cantidad, en ácido linolénico. Es decir, contiene los ácidos grasos a partir de los cuales el organismo forma el araquidónico, que a su vez es el precursor de las prostaglandinas que hacen compatible la sangre con el endotelio de las arterias. Estos ácidos poliinsaturados son también necesarios en la composición de las membranas celulares, a las que proporcionan elasticidad.

La vitamina E contribuye a la protección de las células frente al daño oxidativo.

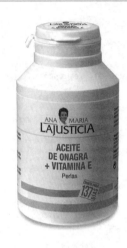

INDICACIONES

En problemas asociados con la menopausia y **dolores menstruales.**

También en **problemas circulatorios,** tromboflebitis y mantenimiento en buen estado de los tejidos en general.

MODO DE EMPLEO

Tomar 2 perlas al día, preferentemente por la mañana.

Contenidos medios por dosis diaria de 2 perlas (1,4 g): aceite de onagra 1000 mg, vitamina E 20 mg α-TE (167% VRN*).

PRESENTACIÓN

Bote de 275 perlas

*VRN: valores de referencia de nutrientes

ALGAS · sabor limón

PROPIEDADES

Complemento alimenticio rico en oligoelementos, sales minerales (yodo, potasio, bromo, cloro, calcio, hierro, sílice), vitaminas y provitaminas A y D. El yodo es indispensable para la formación de las hormonas tiroideas T3 y T4 o tiroxina, y esta interviene en la combustión de los hidratos de carbono y las grasas. Su carencia conduce al bocio y a trastornos de la tiroides. También tiene un papel importante en la eliminación de líquidos y en el peristaltismo intestinal. Complementa eficazmente las dietas pobres en pescado.

INDICACIONES

Estados carentes de iodo y oligoelementos.
Personas que quieran **mejorar su peso y grasa corporal.** También para mejorar la **celulitis,** ya que mejora la retención de agua, es **depurativo y diurético.**
Indicado especialmente para personas con hipotiroidismo no medicado, o personas que son sedentarias y tienen un metabolismo basal bajo.

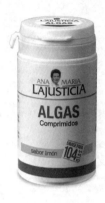

MODO DE EMPLEO

Tomar 1 comprimido al día.
Se recomienda tomarlo con abundante agua.

Contenidos medios por dosis diaria de 1 comprimido (450 mg): algas fucus polvo 32 mg, extracto seco de algas fucus 100 mg.

PRESENTACIÓN

Bote de 104 comprimidos.

COMPLEMENTO ALIMENTICIO
A BASE DE MIEL Y HIERRO

MIEL

PROPIEDADES

Complemento alimenticio en **formato miel** enriquecida con hierro para aportar la cantidad diaria recomendada de este elemento, el cual es imprescindible para la formación de la hemoglobina y de enzimas. Las necesidades de hierro varían según el género, siendo mayor en las mujeres, debido a la menstruación.

La miel de romero, mejora el sabor y proporciona una alternativa diferente a los formatos más tradicionales de suplementos de hierro.

INDICACIONES

Estados carentes de hierro (anemia ferropénica), en el crecimiento, embarazo y posparto.
Personas que siguen una dieta vegetariana y baja en calorías o practican deporte.

MODO DE EMPLEO, según VRN*

Una cucharadita de café al día. Se recomienda ingerir junto con alimentos ricos en vitamina C.

Contenidos medios por dosis diaria de 1 cucharadita de café (4,5 g): miel de romero 4,38 g, hierro 14 mg (100% *VRN).

PRESENTACIÓN

Bote de 135 g.

*VRN: valores de referencia de nutrientes

Cerrar el bote herméticamente y conservar en un lugar fresco y seco.

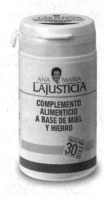

TONIFICANTES

La sociedad actual en la que vivimos nos pide dar lo mejor de nosotros mismos las 24 horas del día. En el siguiente apartado se engloban los productos recomendados para **fortalecer el organismo** en general, **vitalizar el cuerpo y la mente, y reforzar el sistema inmunológico** en períodos de **cansancio, decaimiento, falta de energía,** temporadas de exámenes y gran esfuerzo físico y/o intelectual.

COMPLEMENTO ALIMENTICIO
A BASE DE MIEL Y JALEA REAL MIEL

PROPIEDADES

La Jalea Real es rica en vitaminas del grupo B, hierro, fósforo y calcio, de vital importancia en los procesos metabólicos y para el correcto equilibrio del organismo. Tiene un papel destacado en la estructura de los huesos, cartílagos y tejido conjuntivo.

Contiene 1,7% de **ácido hidroxidecanoico (HDA),** único de la Jalea Real, lo que le confiere propiedades protectoras y defensivas del organismo. Es revitalizante y tónico general.

Aporta **miel fresca de romero,** con propiedades balsámicas, antisépticas, expectorantes, beneficiosa para la mente y cicatrizante.

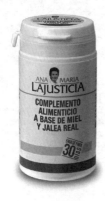

INDICACIONES

Temporadas de **cansancio,** decaimiento, falta de energía y desánimo.

Personas con tendencia a resfriarse o en **temporadas de invierno.** También en épocas de exámenes y gran esfuerzo intelectual.

MODO DE EMPLEO

Tomar 1 o 2 cucharaditas de postre al día, preferentemente por las mañanas.

Contenidos medios por dosis diaria de:
1 cucharadita de café (4,5 g): miel de romero 4,14 g, jalea real fresca 360 mg.
2 cucharaditas de café (9 g): miel de romero 8,28 g, jalea real fresca 720 mg.

PRESENTACIÓN

Bote de 135 g.

Cerrar el bote herméticamente y conservar en un lugar fresco y seco.

JALEA REAL
LIOFILIZADA

CÁPSULAS VEGETALES

PROPIEDADES

La Jalea Real es rica en vitaminas del grupo B, hierro, fósforo y calcio, de vital importancia en los procesos metabólicos y para el correcto equilibrio del organismo. Tiene un papel destacado en la estructura de los huesos, cartílagos y tejido conjuntivo.

Contiene ácido hidroxidecanoico (HDA), único de la Jalea Real, lo que le confiere propiedades protectoras y defensivas del organismo. Es revitalizante y tónico general.

Al someter la Jalea Real a un proceso de liofilización, se consigue un prodcuto **tres veces más concentrado que la jalea real fresca**, con un **4% de HDA.**

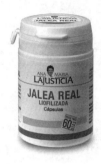

INDICACIONES

Temporadas de cansancio, decaimiento, falta de energía y desánimo.

Personas con tendencia a resfriarse o en **temporadas de invierno.** También en épocas de exámenes y gran esfuerzo intelectual.

MODO DE EMPLEO

Tomar 1 o 2 cápsulas al día, preferentemente por la mañana.

Contenidos medios por dosis diaria de:
1 cápsula (0,475 g): jalea real 300 mg.
2 cápsulas (0,95 g): jalea real 600 mg.

PRESENTACIÓN

Bote de 60 cápsulas.

GINSENG
CON JALEA REAL

CÁPSULAS VEGETALES

PROPIEDADES

El Ginseng con Jalea Real, por su riqueza en vitaminas del grupo B (B1, B2, B3 y B6), es estimulante y tónico en general. Una combinación perfecta de nutrientes con múltiples propiedades beneficiosas que ayudan a complementar la dieta.

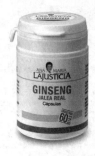

INDICACIONES

Temporadas de **cansancio, decaimiento, falta de energía y desánimo.**
Personas con tendencia a resfriarse o en temporadas de invierno. También en épocas de exámenes y gran esfuerzo intelectual.

MODO DE EMPLEO

Tomar 1 o 2 cápsulas al día, preferentemente por la mañana.

Contenidos medios por dosis diaria de:
1 cápsula (0,495 g): ginseng 200 mg, jalea real 200 mg.
2 cápsulas (0,99 g): ginseng 400 mg, Jalea real 400 mg.

PRESENTACIÓN

Bote de 60 cápsulas.

VITAMINAS

En el siguiente apartado se presentan los complementos a base de alimentos muy ricos en diferentes vitaminas y minerales.

Productos ideales para **mantener el ritmo de vida sin problemas, reforzar el sistema inmunológico, tonificar el sistema nervioso, mejorar el estado de la piel y mucosas, prevenir el deterioro cognitivo, favorecer la concentración, incrementar la tolerancia al estrés y compensar cualquier déficit nutritivo de la manera más natural.**

LEVADURA DE CERVEZA COMPRIMIDOS

PROPIEDADES

Una de las fuentes más ricas en **vitaminas del grupo B** y en proteínas de alto valor biológico. Contiene aminoácidos esenciales, indispensables para la vida humana y necesarios para la producción de los glóbulos rojos y blancos. Además de contener fibra, minerales y probióticos.

INDICACIONES

Depurativo de la sangre. Al ser rica en fibra, ayuda a prevenir el estreñimiento y la digestión y participa en la reconstrucción de la flora intestinal.
Indicado durante el crecimiento, en la tercera edad, estados de **agotamiento,** físico y psíquico, y en los **problemas de la piel y mucosas.** Embarazo, convalecencia, estados de ansiedad, anemias, etc.
Complemento para las dietas vegetarianas y las carentes en vitamina B y E. También para deportistas por su fuente natural de energía.

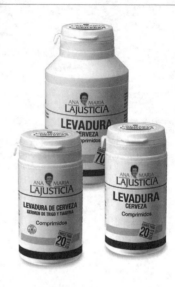

MODO DE EMPLEO

Tomar de 4 a 8 comprimidos al día.

LEVADURA DE CERVEZA:
Contenidos medios por dosis diaria de:
4 comprimidos (3 g): levadura de cerveza 3 g
8 comprimidos (6 g): levadura de cerveza 6 g

LEVADURA DE CERVEZA CON GERMEN DE TRIGO Y TIAMINA:
Contenidos medios por dosis diaria de:
4 comprimidos (3,4 g): levadura de cerveza 2 g, germen de trigo 0,41 g, tiamina 0,25 mg (22 % VRN*).
8 comprimidos (6,8 g): levadura de cerveza 4 g, germen de trigo 0,82 g, tiamina 0,50 mg (45% VRN*).

PRESENTACIÓN

Levadura de cerveza: bote de 80 y 280 comprimidos.
Levadura de cerveza con germen de trigo y tiamina: bote de 80 comprimidos.

*VRN: valores de referencia de nutrientes

ESPIRULINA

PROPIEDADES

La espirulina es un alimento **rico en vitaminas, minerales y proteínas de alto valor biológico.**
La clorofila también tiene propiedades de desintoxicación, uniéndose a las toxinas y a los metales pesados, eliminándolos del organismo.

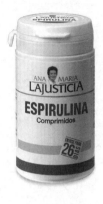

INDICACIONES

Por su elevada proporción en minerales, proteínas y vitaminas, constituye un suplemento alimenticio para deportistas, ancianos, niños, etc.
Favorece la acción peristáltica aliviando el estreñimiento y normalizando la secreción de ácidos digestivos, apaciguando así el tracto digestivo (clorofila).
Recomendado para personas que siguen una **dieta vegetariana** y **baja en calorías.**

MODO DE EMPLEO

Tomar de 6 a 8 comprimidos al día, con las comidas.

Contenidos medios por dosis diaria de:
6 comprimidos (2,4 g): espirulina 2142 mg
8 comprimidos (3,2 g): espirulina 2856 mg

PRESENTACIÓN

Bote de 160 comprimidos.

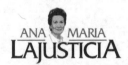

Distribuciones Feliu, SL
C/ Nau Santa Maria,1 Bajos
08017 Barcelona (España)
Tel. +34 93 474 42 21
www.anamarialajusticia.com

 Ana Maria Lajusticia